몸에도 미니멀리즘

단 순 한 음 식 은 어 떻 게 단 순 한 삶 을 완 성 하 는 가

몸에도 미니멀리즘

•
황민연 지음

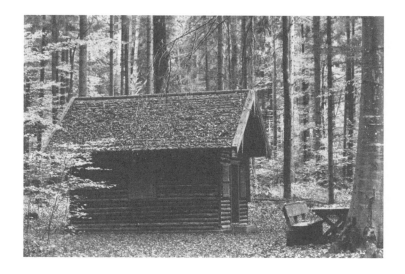

사이몬북스

몸에도 미니멀리즘
— 단순한 음식은 어떻게 단순한 삶을 완성하는가

초판1쇄 인쇄 2019년 12월 15일
초판2쇄 발행 2020년 4월 1일

지은이 황민연
디자인 책만드는사람(010-5526-0928)
펴낸곳 사이몬북스
펴낸이 강신원
출판등록 2006년 5월 9일 제16-3895호
주소 서울시 마포구 창전동 5-11, 2층
전화 02-337-6389
팩스 02-325-7282
이메일 simonbooks@naver.com
ISBN 979-11-87330-13-4 13510

　　스스로 비울 수 있는 용기를 가진 사람은 행복해지기도 쉽
다. 많은 돈, 많은 옷, 많은 음식이 없어도 행복해질 수 있는 방법
을 안다. 그러나 버리는 것을 두려워하는 사람, 꼭 무언가를 가
져야만 행복해지는 사람은 갖기 위해 고군분투해야 한다. 과거
의 내가 그랬었다. 돈을 많이 벌고 싶었다. 업계에서 유명한 사람
이 되고 싶었다. 타인의 인정과 사랑이 필요했다. 그래야 행복했
다. 돈값 하는 쓸모 있는 사람이 되어야 한다는 생각으로 밤낮없
이 일했었다. 단기간에 돈을 많이 벌어 으스댄 적도 있으나 행복
은 잠시뿐, 곧 그 행복을 잃을 것이 두려워 더 바쁘게 살아야 했
다. 먹어도 먹어도 끊임없이 배가 고파서 음식을 탐했다. 남들만

큼 잘 먹고 잘사는 것에 관심이 많았던 때가 있었다.

나의 진정한 행복은 더 많이 가지는 것이 아니라 더 많이 버리는 순간 찾아왔다. 음식의 가짓수를 줄였다. 단순한 음식으로도 충분히 행복할 수 있다는 것을 알게 되자 식탐이 사라졌으며, 몸은 가벼워졌다. 더 건강해졌다. 몸에 바르고 치장하는 것을 줄였다. 샴푸, 세제, 폼 클렌징, 수분크림, 화장품 같은 것들이 집에서 사라졌다. 물로만 씻고 생활한다. 많은 옷도 필요 없어졌다. 매일 비슷한 옷을 입어도 나는 나였다. 만나는 사람이 많지 않아도 행복해졌으며, 많은 돈을 벌지 않아도 먹고살 정도만 되면 충분하다. 명상을 시작했다. 부정적인 생각과 집착을 비워냈다. 나의 행복을 외부에서 찾는 것이 아니라 내부에서 찾게 된 것이다. 나의 자존감과 행복을 남에게 맡기지 않으면, 남을 미워하는 마음도 사라진다.

간소하게 살아간다는 것은 나에게 많은 깨달음을 주었다. 다양한 먹거리와 새로운 물건들이 넘치는 세상이지만 여전히 누군가는 굶어 죽는다. 흔한 생리대조차 살 돈이 없어 낡은 천과 마른 잎을 생리대 대용으로 사용하는 여아들이 있다. 영장류 학자 제인 구달은 그녀의 책 〈희망의 밥상〉에서 이렇게 말한다. "탄자니아를 떠나 유럽과 미국에서 강의를 하게 된 나는 사람들이 먹는 것을 보았다. 거기에 사는 사람들은 항상 먹고 있었다. 점점 더 많은 먹을거리들을 사들이고, 또 점점 더 많은 먹을거리들을 내버렸다. 내가 방금 떠나온 땅, 아프리카의 사람들은 굶주려서 죽어 가는데 유럽과 미국에 사는 사람들은 너무 많이 먹은 탓에 죽어 갔다."

　단순히 물건을 비워내고 정리정돈을 잘해야 미니멀리스트인 것은 아니다. 내 인생의 전환점, 그 첫 단추를 끼운 것은 바로 음식이었으며 뒤이어 다른 것들도 변했다. 삶 전체가 가벼워졌다. 이 책은 그러한 여정을 담은 책이다. 좋은 기회를 주신 사이몬북스 대표님, 나의 여정을 지켜보며 응원을 아끼지 않으신 블로그의 많은 분들께 깊이 감사드린다. 마지막으로 늘 나의 곁에 있어주는 가족들에게 감사와 사랑의 마음을 듬뿍 전한다.

누리는 삶과 소유하는 삶

"누구나 부를 꿈꾸고 부자가 될 수 있는 시대이다. 여기서 불행이 시작된다." 작고한 프랑스 문학가 조르주 페렉Georges Perec의 소설 〈사물들〉에 나오는 글귀다. 소설의 주인공 '실비'와 '제롬'은 스물을 갓 넘은 꿈 많은 젊은이들이다. 그들은 부자가 되고 싶었다. 돈을 많이 벌고 싶었다. 소유하고 누리고 싶어 했다. 돈을 벌면 그들의 소유와 욕망은 언제나 모든 지점에서 일치를 이룰 것이라고 생각했고 열심히 일했다. 어떻게 해야 큰돈을 벌 수 있을지 고민했고, 부가 따르는 사람들의 성공담에 대해 모르는 게 없었다. 주인 없는 어마어마한 액수의 돈다발이 든 가방을 상상하며 흥분에 사로잡히곤 했다. 큰 부자가 되어 영원히 살고 싶은 광적인 욕망에 사로잡혔고, 이 같은 욕망은 그들 삶의 매 순간마다 영향을 끼치고 마음을 조종했다. 물질적 부는 그들에게 마치 아편과 같았다. 가는 곳마다 온통 소유하고 싶고 그것을 누리고 싶은 욕망으로 잠식되었다.

하지만 그들의 삶은 궁핍해져만 갔다. 커져만 가는 욕망의 끝은 냉혹하게 꽉 막혀 있었고, 꿈은 상상에서만 가능한 일이 되어갔다. 그들은 삶을 누리고 싶었으나 그들을 둘러싼 세상은, 삶을 누리는 것과 소유하는 것을 혼동하는 듯 보였다. '실비'와 '제롬'의 삶은 시대와 국경을 넘어 지금 우리들의 모습을 대변한다. 인간의 삶은 결코 소유와 욕망이 일치할 수 없다. 그러나 사람들은 그 일치점을 찾기 위해 전쟁을 치르듯 하루하루 살아간다. 집밖을 나가면 식당과 상점들이 우리의 세계를 말해준다. 우리를 둘러싼 물건과 미디어에 사람들의 욕망과 희망이 스며있다. 사람들은 쇼핑과 음식에 진정한 삶과 누리고 싶은 인생이 있다고 믿는다.

우리는 이런 방향으로 행복하기를 멈추지 않는다. 물건과 음식이 넘치는 세상에서 물질적 풍요로움은 행복의 상징이 되었다. 사람들은 소유하는 삶이 행복한 삶이라고 생각하게 되었다. 소설 속 주인공들이 그랬던 것처럼 우리는 소유에서 행복한 감정을 느끼면서 동시에 불안도 느낀다. 조바심을 느끼고 그 과정에서 좌절하며 결국 불안한 삶을 살게 된다. 사회가 정한 성공에 이르지 못할까 봐 그래서 타인들에게 무시당하고 존중받지 못할까 봐 걱정을 하게 된다. 불안은 욕망의 하수인인 셈이다. 얼마나 맛있어야 행복할 수 있을까? 얼마나 많이 사들여야 만족할까?

여기 그 해답을 제시하는 젊은이가 있다. 물질적 욕망으로 매일 웃고 우는 우리에게 자신이 어떻게 그 욕망의 쳇바퀴에서 빠져나올 수 있었는지 알려주고 있다. 스스로를 윤리적 고려가 없는 이기적 삶을 살았노라 고백하는 저자는 성공과 욕망을 쫓는 소설 속 '실비'와 '제롬'이었고, 우리 모두의 모습이기도 했다. 사회가 정한 성공을 꿈꾸던 한 젊은이가 어떻게 성장하고 내적으로 풍요로운 삶을 살게 되었는지 솔직하게 밝히고 있다. 감화 받을 수 있는 동기를 제공하는 사람들은 우리가 피해야 할 것들만 보여주는 데 그치지 않는다. 우리가 저마다 다른 모습이지만, 이 세상에 존재하는 것만으로도 소중하고 가치 있는 사람이라는 것도 우리에게 보여준다. 저자의 경험을 통해 우리 각자는 스스로에게 적용할 수 있는 무한한 영감과 좋은 에너지를 얻을 수 있을 것이다.

나 또한 '소유하는 삶'에서 '존재하는 삶'으로 4년 동안의 변화를 겪었다. 그 변화의 출발점은 '공장음식'에서 '참음식'으로의 전환이었다. 이 책의 작가 또한 나와 똑같이, 음식의 전환을 통해 육체의 변화와 가치관의 변화를 겪었고 마침내 '단순한 삶'을 거침없이 실천해내고 있다. 당신이 유흥과 소비와 소유를 따르느라 피로사회를 살고 있다면, 그리하여 누리며 사는 단순한 삶과 '참인생'을 꿈꾼다면, 당신은 오늘 훌륭한 선택을 한 셈이다. 유흥을 즐기고 탐닉하는 젊은 나이에 '단순한 삶'을 거침없이 실천해내는 저자에게 박수를 보낸다.

강하라 작가, 〈요리를 멈추다〉 저자

올 봄에 흙방을 하나 만들었다.
이 방에 나는 방석 한 장과 등잔 하나말고는
아무것도 두지 않을 것이다.

법정스님의 〈오두막 편지〉 중에서

편식은 어떻게
나를 송두리째 바꾸었나

1

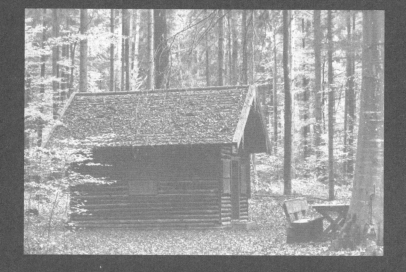

●●●
나는 거짓말쟁이였다

"너는 날씬해서 많이 먹어도 되겠다."

자주 듣는 말이었다. 나는 한 번도 비만했던 적이 없고 다이어트로 인해 고민해 본 적도 없을 정도로 원체 마른 체형이었다. 살 안 찌기는 힘들다던 고3 수험생 시절에도 엄마가 차려주신 아침밥은 거르는 법이 없었으며, 남들이 다이어트 한다고 밥양을 줄일 때도, 나는 급식에 나온 밥을 싹싹 긁어 먹었고 별다른 노력 없이 날씬한 체형을 유지했다. 물만 먹고 살찐다는 사람들의 말이 도통 이해가 안 됐다. 특별히 운동을 하지도 않았다. 남들과 달랐던 것은 군것질과 야식을 하지 않은 것이 전부였다. 수험생 시절, 매점과 야식만 피해도 살찔 일은 없을 것이라 믿었다.

학창시절 내내 '다이어트' 같은 것은 시도해본 적도 없다.

서울에 있는 대학교에 합격한 후 고향인 부산을 떠나 1학년을 기숙사에서 보내게 되었다. 대학생이 되어서도 사람들이 보자마자 '말랐다'고 할 정도로 여리여리한 체형이었다. 그러나 잘 먹는 것이 제일 복스럽다고 생각했다. 대학교 기숙사에서 나오는 급식에서 밥이 모자라면 한 공기 더 받아서 국에 말아 먹고 반찬까지 싹싹 긁어 먹을 정도로 잘 챙겨 먹었다. 타지에서 혼자 지내는 1년이어서 그랬을까, 아니면 엄마가 차려준 밥이 아닌 탓에 마음이 허해서 그랬을까. 살은 오히려 쭉쭉 빠지더니 40kg까지 떨어졌다. 근육은 하나도 없어서 볼품이 없었고 걷다가 다리가 부러지겠다는 소리도 많이 들었다. 여리여리하다는 '여성적인' 이미지에 스스로 꽂혀서, 그것에 반대되는 덩치가 크고 듬직한 '남성적인' 이미지의 남자친구들만 골라서 사귀었다.

"넌 많이 먹어도 돼."

나는 더욱더 많이 먹기 시작했다. 말랐는데도 깨작거리는 것이 제일 꼴불견이라는 생각에서였고, 많이 먹어도 살이 안 찐다는 것을 보여줌으로써 주변 사람들의 부러운 시선을 즐기기도 했다. 기숙사를 나와 자취를 하면서는 혼자서 치킨 한 마리를 시켜 먹는 것이 기본이 되었다. 2인용 보쌈을 새벽에 혼자 시켜서 배가 불러도 남기지 않고 기어코 다 먹었다. 웬만한 보통 남성보다 많이 먹었다. 조그만 체구의 여자가 엄청난 양을 먹어대고도 살이 안 찌는 것을 보고 사람들은 놀라워했다. 스스로 '대식가'라는 타이틀을 붙였다. 먹는 것을 너무 사랑했다. 스트레스를 받으면 꾸덕꾸덕한 오레오 아이스크림 한 통을 슈퍼에서 급하게 사온 후 그 자리에서 깨끗하게 비워냈다. 디자인학부 특성상 새벽 늦게까지 과제를 할 일이 많았는데, 평생 과자는 입에도 안 대던 내가 스트레스를 받을 때마다 과자를 사 먹기 시작했다. 초코파이 한 박스를 사면, 배가 아무리 불러도 미련하게 한 번에 다 먹었다. 그렇게 하지 않으면 뭔가 아쉽고 만족이 되지 않았다. 인스턴트 냉동 물만두 한 봉지를 사면 처음엔 반쯤만 끓여 먹다가 결국에는 냄비에 모든 만두를 탈탈 털어 넣고 그 자리에서 다 먹었다. 그렇게 해야 배가 불렀지만 속은 허했다. 나의 예전 음식습관을 모르는 사람들은 내가 과거에 고기와 가공식품을 좋아했다는 사실을 알면 까무러친다. 원래부터 사찰음식을 좋아하는 스님 입맛이었다고 생각하기 일쑤지만, 나는 누구보다도 현대인과 비슷한 식성을 가진 사람이었다.

내가 원래 살이 잘 안 찌는 체형이 결코 아니었음을 깨닫게 되기까지는 시간이 그리 오래 걸리지 않았다. 자취생활을 지속하면서 이런 안 좋은 음식습관을 유지하자, 팔다리는 말랐지만 말랑말랑한 뱃살이 튀어나오기 시작했다. 그 흔한 마른 비만이 바로 나였다. 임산부처럼 배가 볼록 튀어나왔다. 나는 열심히 배에 힘을 주고 다녔다. 아무도 내 진짜 뱃살을 몰랐다. 허리가 잘록하다는 말을 듣는 것이 좋아서 몸에 딱 붙는 옷을 입고 다녔다. 언제까지 내 뱃살을 속일 수 있을까 두려웠다. '내 진짜 모습을 보면 사람들이 엄청 실망하겠지'라는 생각에 마음 편한 적이 없었다. 많이 먹어도 살이 안 찐다는 나의 연기는 계속되었고, 여봐란 듯이 더 많은 음식을 계속해서 먹어댔다. 처음에는 장난삼아 오버해서 먹던 것이 나의 평범한 양이 되었고, 배가 불러도 음식을 남기는 법을 몰랐다. 너무 많이 먹은 날은 속에서 받아주지를 않아서 토하기도 했다. 한 번 게워내고 나면 속이 시원해져서 과식을 한 날은 토하기를 원한 적도 있었다. 뱃살뿐만 아니라 허벅지와 볼살도 슬금슬금 찌기 시작했다.

"나도 많이 먹으면 찌긴 찌는구나."

뱃살은 어떻게든 숨길 수 있지만 허벅지살은 숨길 수 없기 때문에 조금 조절해야겠다고 생각할 때쯤 건강에 적신호가 왔다. 역류성 식도염에 걸린 것이다. 사실 이 병은 현대인에게 아주 흔한 병이다. 장염이나 위염으로 설사를 하고 토하는 정도는 아픈 축에 끼지도 않는다. 살면서 다들 어쩌다가 겪는 당연한 병이라고들 생각한다. 역류성 식도염이 어떤 병이냐고 물어보면 그냥 '소화가 안되고 자꾸 토하는 병'이라고 이야기하겠지만, 솔직히 말해서 하루에 100번 넘게 트림을 하고 방귀를 뀔 수도 있는 것이 이 역류성 식도염의 증상이다. 100번은 과장 아니냐고 놀랄지도 모르지만 역류성 식도염에 심하게 걸려본 사람이면 공감할 수 있다. 말 그대로 위에 있는 음식물들이 식도로 역류해서 염증을 일으키는 병이다. 너무 많이 먹어대니 위에서 이제 제발 그만 음식을 넣으라고 다시 밀어 내보내는 것이다. 그 과정에서 속에 가스가 가득 차니 속이 부글부글거린다. 몸이 예전 같지가 않았다. 치킨을 먹고 싶어도 먹고 나면 속이 안 좋아서 한참 동안 트림을 했다. 소화가 안되어서 새벽 늦게까지 잠을 잘 수가 없었다. 나는 꽤 심각했다.

그러나 병원에서는 남들 다 걸리는 병이라고 아무렇지 않은 듯이 약만 처방해주고 끝이 났다. 병원에 가면 '밀가루 음식과 자극적이고 기름진 음식을 피하세요'라는 늘 하는 말을 들었다. 당연히 안 지켰다. 약을 먹으면 그때 잠시 증상이 가라앉을 뿐 나의 폭식하는 습관은 고쳐지지 않았고 계속해서 구토를 했다. 토하는 횟수가 잦아지면서 음식을 제대로 먹지 못했다. 먹지 못하니까 기력이 없어서 아무 일도 할 수가 없었다. 병원에서는 하루에 죽을 한두 숟갈만 먹고 약을 먹으라고 했다. 배가 고파서 죽한 그릇을 하루에 나눠서 천천히 먹었다. 어지러워서 늘 침대에 누워있었고, 죽을 몇 숟갈 먹으면 또 속이 울렁거려서 변기를 붙

잡고 침만 게워냈다. 약으로도 해결할 수 없는 지경까지 온 것이다.

　　역류성 식도염이 지속되면 위암에 걸린다는 말도 들은 터라, 그제야 두려운 마음에 가까운 내과로 가서 내시경 검사를 했다. 생전 처음 해보는 수면 내시경 검사였는데 하얗고 걸쭉한 약을 마시면 5초 안에 스르르 잠이 들었다. 그렇게 깨어나서 비몽사몽의 상태로 진찰실로 들어갔다. 의사의 표정은 자못 심각했다. 내시경으로 찍은 나의 위 사진을 보여주며 1.9cm만한 염증이 있다고 했다. 이 정도면 꽤 큰 편이라고 했다. 죽기 전에 그러하듯 눈앞에서 나의 인생이 주마등처럼 스쳐 지나갔다. "암에 걸린 것인가? 이렇게 젊은 내가?" 의사는 이 염증이 위 점막 안에 있기 때문에, 양성인지 음성인지는 큰 병원에 가서 초음파 검사를 해야 알 수 있다고 했다. 그때 내 나이가 만 22살이었다. 의사의 진단서를 받아 들고 바로 큰 병원으로 향했다. 내시경 때문에 아침부터 아무것도 먹지 않은 터라 그날 당장 검사하는 것이 좋았기 때문이다. 큰 병원으로 가는 지하철 안에서 엄마에게 바로 전화를 걸었다. 왠지 해야 할 것 같았다. 울먹거림을 겨우 참으면서 내 위에 1.9cm만한 염증이 있다는 것을 알렸다. 부산에 계신 부모님은 난리가 났다. 검사하고 알려주겠노라고 걱정하지 말라는 말까지 덧붙이고 힘없이 전화를 끊었다.

병원에 도착하니 죄다 60대 70대처럼 보이는 할머니, 할아버지들밖에 없었다. 새파랗게 젊은 사람은 나뿐이었다. 내가 어쩌다 이렇게 되었을까. 지난날의 내 음식습관을 반성하면서 차례를 기다렸다. 초음파 내시경, 소변검사, CT촬영, 피검사 등등 기억은 자세히 안 나지만 여러 가지 검사를 했었던 것 같다. 대기하는 사람들이 어찌나 많던지 기다리는 시간만 몇 시간이나 되었다. 검사는 오히려 빨리 끝났다. 여러 검사들 중에서도 최악은 CT촬영이었다. 나는 이것을 영화나 드라마에서만 봤는데, 커다란 원통 안에 잠시 들어갔다가 나오는 것으로 생각했기 때문에 별 걱정이 없었다. 그러나 선명하게 촬영을 하기 위해서는 조영제 주사를 맞아야 한단다. 내가 이때까지 맞아본 주사 중에 제일 두껍고 제일 아팠다. 주사도 주사지만 원통 속에 들어가서 촬영을 하는 것이 더 고통스러웠다. 좁은 공간에 눕기 전에 어떤 약을 마시라고 주었다. 그래야 내 몸속이 잘 보인다고 그랬다. 약을 먹고 촬영을 시작하는데 머리부터 발끝까지 불타는 기분이었다. 정말로 뜨겁지 않은 곳이 없었다. 숨도 쉬기 힘들었다. 너무 어지럽고 뜨거워서 미쳐버릴 것 같았다. 그때의 끔찍하고 공포스러운 기분은 잊을 수가 없다. 아파보지 않은 사람은 건강의 소중함을 모른다. 나보다 심각한 병에 걸린 사람들도 많지만 그 당시 나에게 그 정도의 아픔은 건강의 중요성을 깨우쳐주기에 충분했다.

그날 오전 9시부터 오후 5시까지 병원에 있어야 했다. 당연히 쫄쫄 굶었다. 많이 먹어서 아프다 보니 음식을 먹는 것이 싫어졌다. 결과는 일주일 뒤에 나온다고 했다. 집으로 돌아가는 길에 '본죽'에 들러서 호박죽을 한 사발 먹었다. 내 앞날이 걱정되었다. '혹시 암이면 어쩌나?' 이렇게 살면 안 된다는 생각이 강하게 들었다. 일주일이 지나고 엄마가 부산에서 서울까지 올라오셔서 같이 검사 결과를 들었다. 걱정과는 다르게 암은 아니었다. 유명하다는 담당의사는 약을 한 달치나 주었다. 별 의미 없이 그냥 생겨버린 염증이라며 몇 개월 후에 다시 내시경 검사를 해보고 경과를 지켜보자고 했다. 규칙적인 음식습관, 적당히 소식하는 것, 운동하는 것이 중요하고, 밀가루, 기름, 커피, 술, 담배 등을 하지 않아야 한다고 했다. 이제야 의사의 말을 좀 귀담아들었다. 나의 가치관이 정립되는 순간이었다. 건강을 잃으면 아무것도 할 수 없다. 건강이 최고구나.

●●●
음식을 바꾸다

　　나의 건강 가꾸기는 그렇게 시작되었다. 우선 누가 봐도 해로웁다고 하는 인스턴트 음식들을 식단에서 모조리 치우기로 했다. 내가 매일같이 즐겨 먹던 치킨도 이제는 잠시 안녕을 고해야 할 때가 온 것이다. 치킨, 피자, 케이크, 튀김, 떡볶이, 과자들은 치웠다. 그리고 그 자리를 고구마, 단호박, 통밀빵, 닭가슴살, 달걀, 게맛살, 그릭 요거트, 저지방 치즈, 우유, 두유, 두부, 참치캔, 연어, 고등어, 양상추, 방울토마토, 사과 같은 것들로 채웠다. 인터넷을 검색해보니 수많은 자칭 영양박사들이 단백질이 많은 음식을 먹고, 운동을 하고, 채소와 통곡물을 먹으라고 했다. 대신 탄수화물은 많이 먹으면 살이 찌기 때문에 단백질을 더 많이 먹으라고 조언을 했다. 그래서 항상 식단에 단백질을 많이 추가하기 위해서 애썼다. 내 식단을 매일 찍어서 사진첩에 보관해두었고, 예쁘게 찍은 식단들을 나의 개인 사이트에 올려두었다. 누가 건강에 대해서 질문하면, 나의 역류성 식도염에 대한 긴 스토리를 재미나게 늘어놓은 후 내가 지금은 어떻게 변했는지 식단 사진들을 보여주었다. 대부분의 사람들은 그것을 '건강식'이라고 부른다.

실제로 나는 이렇게 먹은 후 전보다 훨씬 더 상태가 좋아졌다. 누가 봐도 해로운 음식을 덜 먹었기 때문이다. 생전 처음으로 집에서 근력운동을 시작했다. 닭가슴살 먹으면서 복근을 만들었다는 한 파워 블로거의 글을 보면서 열심히 따라 했다. 그 사람은 하루에 1,400칼로리(Kcal) 정도를 계산해서 먹고 있었다. 그 사람과 나의 식단을 비교하고 나도 칼로리를 계산했다. 과식을 하지 않기 위해서였다. 오늘 내가 무엇을 먹었는지 모든 것을 기록했다. 처음에 위 상태가 안 좋아서 하루에 700칼로리도 먹지 못했다. 시간이 좀 지나자 다시 위 기능이 회복되었고 1,200칼로리 정도를 먹기로 했다. 그동안 집중적인 과식과 폭식으로 인해서 조금 늘어났던 체중이 다시 빠졌다. 근력운동을 하니까 근육도 생기고 희미한 복근도 생기기 시작했다. 그 당시 나에게 복근이라 함은 건강함의 상징이었기 때문에 더할 나위 없이 기뻤다. 약골이었지만 닭가슴살과 운동으로 건강을 되찾았다고 생각했다.

많은 사람들이 겉모습으로 건강을 판단하곤 한다. 겉모습은 울퉁불퉁한 근육질에 힘이 세어 보여도, 혈관은 기름때로 막혀있고, 심장이 살려달라고 애원하며, 몸에서는 썩은 치즈 냄새가 나고, 피부에 기름기가 흐르는 것을 본다면 온전하게 건강하다고 말하지는 못할 것이다. 나는 역류성 식도염으로 고생을 했음에도 여전히 '속 건강'이 아니라 '겉 건강'에 대해서만 신경 쓰고 있었던 것이다. 방향을 잘못 잡았다. '건강한 음식습관 가지기' 프로젝트는 결국 '건강하게 보이는 몸만들기'로 변질되었다. 아니, 건강하게 보이는 것이 아니라 '날씬하게 보이는 몸'에 집착했었다. 하루 2-3시간씩 운동을 하지 않으면 오늘 먹은 것이 지방으로 축적되고, 얼마 보이지도 않는 근육이 쪼그라들 것이라는 생각 때문에 운동에 집착하기 시작했다. 오늘 먹은 것은 오늘 바로 태워버리자는 생각에서였다.

그렇게 2년 가까이를 보냈다. 칼로리 계산을 하는 것은 이제 습관이 되어서 거의 내가 고정적으로 먹는 것들의 칼로리가 머릿속에서 자동적으로 계산이 될 정도였다. 항상 기록을 했다. 몇 g인지 재기 위해 저울을 샀다. 닭가슴살과 리코타 치즈 샐러드를 즐겨 먹었다. '서브웨이'에서 터키, 로스트비프, 닭가슴살 샌드위치를 사먹으며 건강식이라고 자부했다. 빵은 꼭 허니 오트로 선택했다. 소스는 과감하게 빼버리고 대신 샐러드 소스로 그릭 요거트를 뿌려 먹었다. 완벽하고 건강한 식단에 대한 자긍심도 넘쳤다. 그러나 복근은 잠시였을 뿐 운동을 게을리하자 뱃살이 다시 나오기 시작했다. 결국 다시 배에 힘을 주고 다녔다. 얼마나 더 운동을 하고 얼마나 더 칼로리를 제한해야 하는지 답이 안 나왔다. 오죽하면 뱃살의 지방을 분해해준다는 시술도 찾아보곤 했다. (물론 가격을 본 후 이럴 거면 내가 운동을 더 하는 게 낫겠다는 생각에 그만두었지만) 대학을 졸업한 후 직장인이 되면서는, 매일 2-3시간씩 근력운동을 하는 것이 무리라는 생각도 들었다. 그래서 내가 할 수 있는 것은 칼로리를 제한하는 것이었다.

하루에 내가 먹을 수 있는 칼로리를 1,200에서 1,400 정도로 제한하다 보니 음식 하나를 고를 때도 신중하게 골라야 했다. 맛도 없으면서 칼로리만 높은 것은 먹지 않으려고 노력했다. 어떤 음식을 먹었을 때 맛이 없으면 갑자기 화가 솟구친다. '이거 먹을 거면 더 맛있는 거 먹을 걸' 하는 생각 때문이다. 억지로 참다가 치킨이라도 먹자고 결심한 날이면 한참 동안 여러 치킨 브랜드의 메뉴들을 비교했다. 칼로리, 지방, 탄수화물 양을 계산한 후 1시간이 지나서야 겨우 결정을 내렸다. 새로운 메뉴를 시켰는데 맛이 없으면 화가 날까 봐 결국 늘 먹던 메뉴로만 시켰다. 이런 생각은 그 당시에도 자연스럽지 못하다고 느꼈지만 너무 멀리온 느낌이라 어떻게 고쳐야 할지도 몰랐다. 배는 부르지만 칼로리가 부족하면 일부러 더 찾아서 간식을 먹기도 했다. 모든 것이 숫자로 돌아갔다. 방울토마토의 개수도 세어가면서 칼로리에 추가했다. 칼로리를 제한하면 할수록 몸이 거기에 맞춰졌다. 칼로리를 조금이라도 넘어서 먹는 날이면 볼, 배, 허벅지에 금방 살이 붙은 것을 확인할 수 있었다. 중고등학생 때 아무리 많은 밥을 먹어도 날씬했던 내가 이렇게 된 것을 보고, 나이가 점점 먹으면 어쩔 수 없는 것이라고 생각했다.

역류성 식도염 증세는 곧바로 재발했다. 이전에 비해서 조금 나아졌을 뿐 여전히 남들보다 위가 안 좋았다. 트림이나 토하는 횟수도 전보다 살짝 줄어들었을 뿐 여전했다. 그러나 어쨌든 상태가 전보다 좋아졌기 때문에 음식습관의 변화가 한몫 했다고 굳게 믿었다. 평소보다 조금이라도 기름진 것을 먹거나 칼로리를 넘겨서 먹으면 복부 팽만감에 속이 울렁거려서 잠을 못 잤다. 위가 아프지 않으려면 항상 내 식탐을 조절해야 했는데 그게 쉽지가 않았다. 치킨과 짜장면이 먹고 싶어도 닭가슴살 샐러드를 먹으면서 억지로 참아야 했다. 언제까지 이런 다이어트를 해야 할지 가늠을 할 수도 없었다. 할머니가 되어서도 칼로리를 계산하는 것이 가능할까. 칼로리를 제한하지 않고 과식을 하면 어김없이 속이 아파오니 어떻게 해야 할지를 몰랐다. 먹는다는 행위에 이렇게 신경을 곤두세우는 것을 나는 대체 언제까지 할 수 있을까. 나이가 들고 50대 아줌마가 되면 자연스럽게 배에 힘을 주지 않고 다니면서 '나잇살'이라고 말할 수 있겠지. 그 전까지는 칼로리를 계산하고 배에 힘을 주고 다니자.

생리통도 부쩍 심해졌다. 나에게 원래 생리통이라 함은 평소보다 컨디션이 살짝 안 좋은 정도였는데, 이런 식단을 유지하고 난 1년 후부터 생리통이 심해졌다. 두통, 구토, 빈혈, 더부룩함, 허리통증, 장기가 뒤틀리는 듯하고 배를 쿡쿡 쑤시는 기분은 생리통이 심한 사람은 다 알 것이다. 생리전증후군PMS으로 생리주기에는 항상 울었다. 사소한 일도 예민하게 받아들여서 갑자기 화를 내기도 했고 영화 속 주인공처럼 우울함의 나락 속에 빠져야 했다. 생리통 때문에 약을 먹었다. 먹다 보니 매달 먹게 되었다. 이상한 일이었다. 인스턴트 음식도 잘 안 먹고 건강식(닭가슴살, 계란, 연어, 샐러드, 그릭 요거트, 통밀빵)을 먹는데 왜 생리통이 생겼는지 이해가 안 될 노릇이었다. 상식적으로 몸이 좋아지고 건강한 음식을 먹으면 생리통이 안 생겨야 맞는 게 아닌가? 여자의 몸은 계속 바뀐다고 주변에서 그랬다. 그래서 그런가 보다 했다. 그럼에도 나는 건강하다고 생각했다.

그러던 나에게 다시 한 번 음식습관을 바꿀 수 있는 기회가 찾아왔다. 치킨과 치즈를 정말로 사랑하던 내가 갑자기 자연식물식Whole Food Plant-based Diet을 하게 된 것이다. 자연식물식, 즉 모든 동물성 음식을 먹지 않고 자연 그대로의 식물만을 먹는 채식을 하게 되었다. 이렇게 큰 결심을 내리게 된 이유는 넷플릭스(영화 스트리밍 사이트)에서 정말 우연히 본 한 다큐멘터리 때문이었다. 평소 건강에 관심이 많았던 나는 친구를 통해 알게 된 넷플릭스에 처음 가입을 한 후 한 달간 무료로 시청 중이었다. 다양한 볼거리들 중에 〈몸을 죽이는 자본의 밥상〉What The Health이라는 다큐멘터리가 있었는데 일단 재생목록에 추가만 해놓은 상태였다. 언제 볼지는 모르겠지만 건강에 대한 내용이니까 보면 좋을 것 같았다. 저녁으로 냉동실에 있던 불고기를 해동해서 불에 구운 뒤 채소와 토마토와 함께 먹었다. 밥은 물론 안 먹었다. 살이 찔까 봐 밥 자체를 집에서 안 먹은 지 2년이 되었다. 불고기를 다 먹고 배를 두드리며 뭘 할까 하던 차에 그 다큐멘터리가 생각났다. 불고기를 먹고 그 다큐를 본 것은 좋은 선택이 아니었다. 중간쯤 봤을 때는 충격을 받고 할 말을 잃었다. 보통 이런 먹거리에 관련된 다큐들을 보면 사람들은 잠시 동안 충격을 받다가 금방 잊어버리고 다시 평소대로 먹는다. 곱창이 정말로 비위생적이더라, 어떤 식당에는 바퀴벌레가 득실거리고 찌든 기름때에 치킨을 튀긴다더라, 계란에 살충제가 가득하다더라, 광우병에 걸린 소고기로 만든 햄버거 패티가 사람의 뇌를 스펀지처럼 만든다더라 하는 것들 말이다. 그러나 사람들은 곧잘 잊고 또 다시 먹는다.

그러나 나의 경우에는 달랐고, 이 다큐의 경우에도 달랐다. 내가 어릴 때부터 배워왔던 '5대 영양소 피라미드'에 숨겨진 육가공업계와 낙농 및 양계산업의 비리를 알게 된 순간이었기 때문이다. 내가 이때까지 속고 있었다는 사실을 깨달았다. 이 다큐를 끝까지 보고 난 후 마음속에 '내일부터 완전 채식이다'라고 마음을 굳혔다. 그냥 그렇게 되었다. 내가 원래 좀 극단적인 성격인지는 모르겠으나 더 이상 동물성 음식을 먹을 이유가 없었기 때문이다. 물론 사람마다 똑같은 것을 봐도 느끼는 것은 다르다. 그러나 이 다큐를 보고 채식을 하게 된 사람이 외국을 포함해서 굉장히 많다는 것은 부정할 수 없는 사실이다. 채식하는 사람이라면 모두가 들어보았을 다큐다. 이 다큐 감독의 전작인 〈소에 대한 음모〉Cowspiracy도 여러 사람을 채식의 길로 이끌었다. 머리를 한 대 얻어맞은 기분이었다. 이전에 내가 진실이라고 알아왔던 것들이 진실이 아닐 수도 있다는 생각에 채식과 관련된 책들을 주문해서 무서운 속도로 읽어나갔다. 채식과 건강에 관련된 다른 다큐와 영상들도 있는 대로 찾아보았다. 육가공업계에서 후원받지 않은 수백 개가 넘는 논문들은 내가 알아오던 닭가슴살의 단백질과 소고기의 철분, 달걀의 영양소, 우유의 칼슘에 대해 정반대의 소리를 하고 있었다. 결론은 비슷했다. '가공식품과 동물성 음식을 줄이고 통곡물, 과일, 채소를 많이 먹어라'였다. 나는 그날 이후 모든 동물성 음식을 식단에서 치워버렸다.

●●●

2주 만에 뱃살이 사라지다

자연식물식을 하고 느낀 나의 첫 후기는 '어이없다'였다. 그리고 그것은 곧 '굉장하다'로 바뀌었다. 4계절 내내 나를 괴롭히던 암내는 자연식물식 5일 만에 사라졌다. 땀에서 나던 치즈 썩은 냄새도 사라졌다. 지방분해 시술까지 고려해야 했던 숨겨진 뱃살은 2주 만에 사라졌다. 몸은 가벼운데 체력은 갈수록 늘었다. 몸속에 남아있던 무거운 찌꺼기들이 사라진 기분이라 걸음걸이가 그렇게 가벼울 수가 없다. 이틀에 한 번 겨우 갔던 화장실은 하루에 세 번도 간다. 채식하는 사람들의 배변량이 더 많은 이유는 섬유소에 있다.

인류는 섬유소를 하루에 100g 이상씩 먹으며 진화해왔다.

뉴트리션 팩츠^{Nutritionfacts.org}의 논문들에 따르면 이러한 섬유소는 납, 수은, 과도한 콜레스테롤, 에스트로겐과 같은 찌꺼기들을 밖으로 배출해주는 역할을 한다. 동물성 음식에는 섬유소가 0%다. 전혀 없다는 말이다. 배변활동이 원활하니 속이 편안하다. 배불리 먹어도 화장실 갔다 오고 다음 날 자고 일어나면 배가 꺼져있다. 역류성 식도염의 증상인 트림, 더부룩함, 가스, 구토도 사라졌다. 탄수화물 두려움에서 벗어나 현미밥을 밥솥째 배불리 먹어도 속이 편해서 탈이 난 적이 없다. 더 이상의 칼로리 계산, 양 조절, 음식 집착도 없어졌다. 먹는 것을 온전하게 즐기고 숫자와 다이어트는 아예 머릿속에서 지워버렸다. 그럼에도 노력 없이 날씬한 체형을 유지할 수 있게 되었다.

　　자연식물식을 하고 한 달 지났을 무렵에는 팔굽혀펴기 10회가 최대였던 내가 총 90회를 넘겼다. 팔굽혀펴기 숫자를 세면서 절로 웃음이 나왔다. '내가 미친 거 아닐까?' 닭가슴살 대신 현미밥, 과일, 채소를 배불리 먹은 것이 전부였다. 따로 특별하게 운동을 더 했던 것도 아니다. 먹는 음식만 바꿨는데 체력이 늘었다. 운동하기가 수월해지자 팔 근육이 눈으로 확인 가능할 정도로 빨리 자랐다. 2년간 닭가슴살 뜯으면서 근력운동을 했던 나 자신이 안쓰러울 정도였다.

　　피부에도 변화가 생겼다. 나는 피부가 원래 안 좋았다.

나의 콤플렉스는 항상 피부였다. 중학생 때부터 화농성 여드름과 지복합성 피부로 고생했다. 교실에서 제일 여드름이 많은 사람 중 1,2위를 다툴 정도로 얼굴에 붉고 아픈 여드름이 바글바글했다. 기름기가 넘쳐서 기름종이가 없으면 하루를 버티지 못했다. 여드름을 없애기 위해 안 해본 것이 없다. 한약 먹기, 여드름 짜내기, 여드름 패치 붙이기, 비싼 화장품 사기, 연고 바르기, 레이저 시술하기, 피부에 좋다는 음식 먹기 등등. 피부에 시금치가 좋다고 해서 엄마에게 시금치 반찬 해달라고 그렇게 졸랐었는데 그 경험 덕분에 지금도 시금치를 잘 먹는다. 피부가 좋아진다는 광고에 희망을 걸고 돈을 쏟아부었지만 늘 제자리걸음이었다. 웬만큼 피부 좋은 사람들은 음식과 피부의 중요성에 대해 깊이 공감할 것이다. 내 주변에는 타고나기를 피부가 좋은 친구들이 많은데, 라면 대신 과일을 즐겨 먹으면 피부가 확실히 더 좋아진다고 말한다. 그러나 나같이 여드름이 심한 사람들은 무엇을 먹어도 피부가 늘 안 좋기 때문에 음식과 피부의 관계에 대해서 진지하게 생각해보지를 못했다. 치킨 대신 닭가슴살 샐러드를 먹었지만 늘 여드름과 싸워야 했다. 성인이 되고 강남의 한 유명한 피부과를 다녔던 경험이 있다. 2-3주마다 병원에 가서 여드름을 짜내고 레이저로 얼굴을 갈았다. 비싼 호박 팩을 얼굴에 바르고 콜라겐을 주입했다. 그렇게 돈을 갖다 부으면 피부는 일시적으로 당연히 좋아진다. 그러나 2-3주가 지나면 어김없이 큰 염증들이 올라오고 피부가 번들거렸다. 그럼 다시 울며 겨자먹기로 피부과로 향한다. 이렇게 살자, 이것은 나의 운명이구나, 여드름이 많이 났던 우리 조상님을 탓하자. 내가 그랬었다.

그러나 기름기 가득한 동물성 음식과 식물성 기름, 가공식품, 설탕 등을 먹지 않자 피부과를 가지 않아도 화농성 여드름이 예전처럼 많이 올라오지 않았다. 나의 피부과 담당 의사는 내 피부를 보고 어떻게 2-3주 만에 갑자기 모공과 기름이 줄어들었냐며 놀라워했다. 혹시나 해서 최근에 채식을 하게 되었다고 말하자 갑자기 의사의 태도가 달라졌다. 음식습관과 피부는 별로 상관이 없다는 것이다. 꾸준히 관리를 해야 한단다. 병원에서는 내 피부가 완전히 좋아지기를 바라는 것 같진 않았다. 나는 그길로 더 확신이 들어서 오랫동안 다니던 병원을 안 다니기로 했다. 그때가 자연식물식을 하고 한 달이 좀 넘은 시기였다.

사람들은 항상 골고루 먹으라는 말을 한다. 그 '골고루'에는 곡물 및 전분류, 채소 및 과일류, 고기, 생선, 달걀 및 콩류, 우유 및 유제품, 유지 및 당류 등이 모두 포함된다. 학교에서도 그렇게 배웠다. 그러나 그렇게 골고루 챙겨 먹어도 주변에 안 아픈 사람들이 없다. 감기, 두통, 변비, 비염, 위염, 장염, 빈혈, 편도염, 불면증에서 더 나아가 고혈압, 치매, 당뇨, 암, 자가면역질환까지 끝도 없다. 평생 다이어트를 위해 음식과 싸워야 하는 것도 덤이다. 우리는 철분이 많다는 고기를 그렇게나 많이 먹는데 어째서 늘 두통과 어지럼증에 시달리는 것일까. 우리는 단백질이 많다는 고기를 그렇게나 많이 먹는데 어째서 근육보다 뱃살이 먼저 나오는 것일까. 우리는 칼슘이 많다는 우유와 치즈, 아이스크림, 버터를 그렇게나 많이 먹는데 어째서 골다공증과 관절염에 걸리는 것일까. 우리는 오메가3가 많다는 생선을 그렇게나 많이 먹는데 어째서 치매와 심혈관질환에 걸리는 것일까. 병원에 가면 이런 것들은 병으로 쳐주지도 않는다. 너도 나도 모두 걸리는 병이기 때문에 인간이라면 살면서 한 번씩 겪는 당연한 일이라고 생각한다. 큰 병에 걸리면 원인이 뚜렷하지 않다는 의사의 말과 함께 약과 수술 일정을 잡기 바쁘다. 원인을 모른다고 하니 유전 탓을 하면 마음이 편하다. 생활습관을 바꿔봤자 별 효과가 없을 것이므로 지금처럼 안 좋은 라이프 스타일을 유지해도 무방하기 때문이다.

화장품을 없애다

몸의 내부가 건강해지자 몸 밖의 것들이 눈에 밟히기 시작했다. 이제 좀 더 자연스럽게 살아도 되겠다는 생각이 들었다. 매일 내 피부에 닿는 화장품, 샴푸와 세제는 건강할까? 상식적으로 생각해보니, 여드름이 난 원시인은 생각해 본 적이 없는 것 같다. 일본의 안티에이징 전문가인 우츠기 류이치宇津木龍一의 〈화장품이 피부를 망친다〉라는 책을 읽었다. 피부의 건강에 있어서는 음식습관도 기본이지만 피부 장벽이 중요하다고 한다. 건강한 피부는 반들반들하게 빛나는 피부가 아니라 갓 태어난 아기처럼 보송보송한 피부다. 비싼 화장품을 얼굴에 바르고, 각질을 제거하고, 문지르고, 레이저로 지지면 피부장벽은 갈수록 얇아진다. 그래서 자꾸 화장품에 의존하게 되는 것이다. 세안 후 수분크림을 바르지 않으면 피부가 미친 듯이 따갑고 건조한 현상도 이 때문이다. 반면 피부장벽이 건강한 사람들은 별다른 피부관리를 하지 않고 기초 화장품을 바르지 않아도 피부가 보송보송하다. 읽어보니 꽤 맞는 말 같았다. 내 주위에 피부 좋은 친구들은 나처럼 비싼 화장품을 쓰지도 않고, 피부관리도 받아본 적이 없다. 그길로 나는 화장품도 끊었다, 폼 클렌징, 토너, 수분크림, 썬크림, 비비크림 등 모든 화장품을 다 끊었다. 화장을 멈추었다.

화장품을 안 쓰자 어떻게든 내 피부는 스스로 보호하기 위해서 발악을 했다. 내 피부는 피부장벽이 이미 많이 약해진 상태였다. 두껍고 노란 튀김가루 같은 각질들을 스스로 만들어내서 화장품 대신 내 피부를 보호했다. 흉해 보이기도 했지만 저절로 떨어질 때까지 몇 개월 동안 그대로 두었다. 그동안 쌓였던 화장독들이 터져 나오는 중이었다. 안 나던 곳까지 좁쌀과 화농성 여드름들이 줄기차게 나기 시작했다. 피부는 머리와 몸까지 모두 연결되어 있는 배출기관이라고 했다. 물 세안을 한지 몇 달 뒤 몸도 물로만 씻기로 했다. 내 몸의 피부는 예전부터 꽤 좋은 편이었는데 바디샤워를 쓰지 않자 갑자기 안 나던 곳들에 작은 뾰루지들이 올라왔다. 몸이야 벗기기 전엔 보이지 않는 것이니까 뾰루지가 나도 크게 신경이 쓰이지 않았다.

머리는 더 힘들었다. 처음에는 요령이 잘 없어서 그냥 말 그대로 물로만 씻었는데, 밖에 나갔다 돌아와서 빗질을 하면 허연 먼지와 비듬들이 빗 사이사이에 끼여서 나 자신이 싫어질 정도였다. '이렇게까지 해야 할까'라는 생각이 그때 들었던 것 같다. 그러나 이미 시작했는데 그만두기가 아깝기도 하고 계면활성제의 폐해를 알고 나니까 화장품을 쓰는 것이 너무 꺼려졌다. 환경오염을 줄이자는 작지만 의미 있는 이유도 있었다. 그런데 역시 시간이 약이라고 꾸준히 물로만 씻자 내 몸도 적응을 하기 시작했다. 요령도 생겼다. 아예 못 할 짓은 아니라는 생각이 들었다. 생각보다 나쁘지 않았다. 그렇다고 모두가 나처럼 시도해보라고 선뜻 권하고 싶진 않지만 나는 참 잘했다는 생각을 늘 하곤 한다. 지금은 말하지 않으면 샴푸를 안 쓴 것인지 눈치 채지 못한다.

적응하는 동안에 사람을 만나는 것은 당연히 힘들었다. 살면서 내 맨얼굴에 자신감을 가진 적이 없는데 화장을 안 하고 밖에 나가니 벌거벗은 기분이었다. 음식습관이든 무엇이든 현대사회에서 '가장 자연에 가깝게' 살고자 하는 것은 웬만한 용기와 배짱이 없으면 쉽지 않다. 그러나 우습게도 발가벗은 기분과 동시에 자유로움을 느꼈다. 사람들이 바글바글한 지하철에서 화장을 안 하고 맨얼굴로 있다는 것 자체가 어딘가에 묶이지 않은 자유로운 영혼이 된 것만 같았다. 얼굴은 햇빛으로 까맣게 타고 주근

깨가 바글바글해도 개의치 않았던 10살로 돌아간 것 같았다. '그래, 이게 나다. 어쩔 거야'라는 생각으로 버텨냈다. 결국 좁쌀 여드름들은 몇 개월 뒤 조금씩 수그러들었고 각질들은 대부분 떨어졌다. 처음에는 화장품을 바르지 않으면 피부가 너무 따가웠지만, 시간이 갈수록 피부가 유분과 수분을 스스로 조절하는 것이 느껴졌다. 기름이 과하게 번들거리지도 않았고 건조해서 가렵지도 않았다. 특정주기에 맞춰 피부가 '좋아졌다가 나빠졌다가'를 반복했다. 느리지만 회복되고 있음이 느껴졌다.

　이런 급격한 변화는 불과 음식습관을 바꾼 지 3-4개월 이후부터 일어났다. 입 안에 넣는 것을 바꾸자 몸이 바뀌었고, 몸이 바뀌자 생각하는 것도 바뀌었다. 생각이 바뀌면 살아가는 방식도 바뀐다. 나의 삶은 음식을 바꾸는 것을 계기로 그렇게 점점 간소해지고 있었다. 모두가 자연식물식만 하면 나처럼 변하는 것은 아니겠지만 먹는 음식에 따라 기름기와 체취가 달라지는 것은 사실이다. 때문에 물로 씻는 미니멀한 삶을 원하는 사람 중에 자연식물식을 하는 사람이 많다는 것도 우연은 아닌 것 같다.

● ● ●
심박수가 100회에서 60회로 줄다

하비 다이아몬드[Harvey Diamond]는 스테디셀러 〈다이어트 불변의 법칙〉의 저자이자 과일 위주의 자연식물식을 하는 건강 컨설턴트다. 그는 20대에 178cm에 90kg이 넘는 비만이었지만 자연식물식을 한 후 25kg을 감량했다. 베트남전에 공군으로 참전하여 고엽제 후유증으로 죽음 직전까지 갔지만 음식으로 병을 고쳤다. 음식이 마른 장작이라면 운동은 부채라고 했다. 하비 다이아몬드는 건강한 음식습관에 약간의 운동까지 더하자 마른 장작에 부채를 부치는 것 같은 효과가 나왔다고 말한다. 〈다이어트 불변의 법칙〉에서 그는 이렇게 말한다.

자연식물식을 시작한 지 한 달 후에 모든 것이 변했다. 내가 규칙적인 운동을 처음 시작했을 때는 가만히 쉬고 있을 때의 심장박동 수가 일 분에 72번이었다. 한 달 후 그것은 54번으로 줄었다. 한 달 만에 나는 내 심장의 기능을 일 분에 18번의 박동 수만큼이나 강화시켰다. 하루에 1만 5천 번 이상 박동 수가 줄어든 것이다. 그것은 1년으로 환산하면 수백만의 박동 수가 줄어든 것이다. 나는 지금 장수에 대해 말하고 있는 것이다. 1년에 수백만 번의 박동 수를 줄이면 심장에 부담이 그만큼 줄어든다. 따라서 수명이 길어질 수밖에 없다.

자연식물식을 한 지 한 달쯤 지나 이 책을 읽었었다. 나도 궁금해져서 내 심박수를 재보았다. 안 믿는 사람들도 있겠지만 (내가 이것에 대해 거짓말을 할 이유는 없다) 나는 자연식물식을 한 지 5일 만에 혈류를 느꼈다. 내 몸속에 피가 흐른다는 것을 처음으로 느끼게 되었다. 나처럼 혈류가 느껴진다는 사람은 이제껏 자연식물식 블로그를 운영하면서 딱 2명을 보았다. 그만큼 흔한 일은 아니지만 어쨌든 혈류를 느끼는 것이 가능한 일이라는 것이다. 정신없이 바쁜 낮에는 잘 느끼지 못한다. 그러나 자기 전에 아주 조용히 누워있으면 심장박동 소리에 맞추어서 어깨, 팔, 손, 손가락 끝까지 피가 퍼졌다가 되돌아오는 것이 느껴진다. 컨디션이 좋을 때는 다리까지 피가 퍼지는 것이 느껴진다. 그동안 내 심장이 뛴다는 것만 알았지 어떻게 내 몸 구석구석 피가 퍼지는지는 전혀 느끼지 못했었다. 그때 나의 심박수는 1분에 100회 정도였던 걸로 기억한다. 그다지 인상적인 숫자가 아니어서 잊고 지냈다.

　　나는 그 후 계속 자연식물식을 했다. 채소와 과일의 비중을 점점 늘릴수록 텁텁한 통곡물 빵이나 면 종류도 생각이 나지 않게 되었다. 자연스럽게 입맛이 변했다. 오이고추, 시금치, 감자, 케일, 당근, 고구마, 브로콜리, 상추 같은 것들이 너무 맛있어졌다. 과일이 있으면 설탕은 당연히 필요가 없다. 이렇게 먹다 보니 자극적인 양념과 소금도 필요 없어졌다. 식물 자체에서 오는 단맛으로 충분했다. 8개월이 좀 넘었을 즈음 다시 한 번 심박수를 재보고 싶다는 생각이 문득 들었다. 그날따라 자기 전 유난히 내 심장이 아주 힘차게 펌프질을 하는 것이 느껴졌다. 머리 밑에 손을 대고 옆으로 누워있는 동안 심장박동 소리와 함께 피가 퍼지는 느낌이 쿵쿵 하고 온몸을 타고 울렸다. 마치 심장이 '나 이렇게 힘이 세!' 하며 자랑하는 것 같았다. 타이머를 켜두고 심박수를 세 보았다. 내 심장은 정확히 1초에 1회씩 뛰었다. 8개월간 자연식물식을 하고 100회에서 60회로 줄어든 것이다. 고기, 생선, 계란, 우유를 즐겨 먹을 때보다 운동시간은 더 줄었음에도 이런 결과가 나왔다.

마라톤 선수들의 심박수는 보통 1분에 30-50회라고 한다. 특히 심혈관질환이 있는 사람들은 1분 동안 뛰는 심장의 횟수만 줄여도 병이 호전될 것이라고들 한다. 심장을 강화시키려면 운동도 중요하다. 그러나 운동만 해서는 어렵다. 먹는 것을 같이 바꿔야 훨씬 더 효과가 크다. 아무리 운동을 열심히 해도 계속해서 혈관을 막히게 하는 안 좋은 음식습관을 가지고 있다면 말짱 도루묵이다. 콜드웰 에셀스틴^{Caldwell B. Esselstyn} 박사는 클린턴 전 미국대통령에게 자연식물식을 권하여 15kg을 감량하게 한 심혈관 전문의이다. 그는 심장질환으로 사망하기 직전의 환자 18명을 대상으로 장기간 실험을 해서 모두를 살려냈다. 자연식물식이 심혈관질환을 멈추고 심지어 역전할 수 있다는 것도 증명했다. 에셀스틴 박사는 그의 명저 〈지방이 범인〉에서 콜레스테롤과 혈관에 대해 이렇게 설명한다.

우리 인간의 몸은 콜레스테롤이 꼭 필요하다. 그러나 우리 인간은 스스로의 콜레스테롤을 만들어낸다. 이것은 아주 중요하다. 따라서 인간은 그것을 일부러 따로 먹을 필요가 없다는 말이다. 그러나 우리는 그런 어리석은 일을 하고 있다. 소고기, 닭고기, 생선, 계란뿐만 아니라 유제품과 같은 각종 동물성 식품을 매일 먹고 있다는 말이다. 그것은 필요 이상의 물질을 인간의 몸에 억지로 구겨 넣는 일과 같다. 식물에 포함된 자연스런 지방 외에, 따로 지방을 먹는다는 것은 우리 몸에게 콜레스테롤을 필요 이상으로 많이 생산하게 강요하는 것과 같다. 뚱뚱한 채식주의자 (기름, 버터, 치즈, 우유, 아이스크림, 도넛, 감자튀김 등을 좋아하는)들이 고기를 먹지 않는데도 불구하고 각종 혈관질환에 걸리는 이유로 설명할 수 있다.

'뉴트리션 팩츠'에서 인용한 논문들에 의하면 혈관에 죽상경화플라크가 쌓이는 중요 위험인자는 LDL 콜레스테롤이라고 한다. LDL 콜레스테롤을 높이는 대표적인 원인으로는 트랜스 지방과 포화지방, 식이 콜레스테롤이다. 이는 모두 육류, 유제품, 달걀과 같은 동물성 음식과 가공식품에 많이 들어있다. 콜레스테롤을 높이는 또 다른 요인으로는 동물성 음식에 많이 들어있는 콜린Choline과 카르니틴Carnitine이다. 콜린과 카르니틴은 우리의 장속에서 트리메틸아민TMA을 생성시키는 요인이 된다. 이 트리메틸아민은 콜레스테롤을 혈관에 축적하는 것을 도우며 심혈관질환(심장발작, 뇌졸중 등)을 일으킨다. 또한 간으로 운반되면서 신장질환을 일으키고 사망률도 높인다. 니트로사민Nitrosamines이라는 물질을 만들면서 발암성 활동을 일으키기도 한다. 니트로사민은 베이컨을 구울 때 발생하는 연기에도 들어있는 발암물질이다. 무시무시한 녀석이다. 하지만 평소 동물성 음식을 섭취하지 않는 사람들은 콜린과 카르니틴이 풍부한 스테이크를 조금 먹는다고 해서 바로 트리메틸아민이 만들어지지는 않는다고 밝혀졌다. 채식 위주로 먹는 사람과 육식 위주로 먹는 사람의 장내 미생물의 종류가 다르기 때문이다. 따라서 여러 논문들은 트리메틸아민의 생성을 막는 가장 효과적인 방법이 동물성 음식의 섭취를 줄이고 섬유소가 풍부한 식물성 음식의 섭취를 늘리는 것이라고 결론짓고 있다. 만약 인간이 많은 양의 동물성 음식과 가공식품을 먹어도 괜찮도록 진화되었다면 이런 일은 일어나지 말아야 한다.

음식을 바꾸고 콜레스테롤 수치가 내려갔다는 사람들의 이야기는 흔하게 들을 수 있다. 영양학자 콜린 캠벨Collin Campbell 박사는 중국인 8억 8천만 명을 대상으로 했던 장기간의 연구에서, 통곡물과 과일과 채소를 주식으로 한 지역의 중국인들이 매우 낮은 콜레스테롤 수치를 가지고 있다는 사실을, 그의 저서 〈무엇을 먹을 것인가〉에서 다음과 같이 밝혀내고 있다.

혈중 콜레스테롤 수치가 170mg/dl에서 90mg/dl로 떨어지면 간암, 직장암, 대장암, 폐암, 유방암, 소아 백혈병, 성인 백혈병, 소아 뇌암, 성인 뇌암, 위암, 식도암 발병률도 내려갔다. 중국인의 콜레스테롤 수치가 매우 낮다는 연구 결과를 발표한 후, 세 사람의 유명한 심장질환 연구자이자 의사인 빌 카스텔리, 빌 로버츠, 그리고 콜드웰 에셀스틴 박사로부터 새로운 사실을 들었다. 그들은 의사로서 기나긴 세월 동안 혈중 콜레스테롤 수치가 150mg/dl 이하인 사람이 심장질환으로 사망한 사례를 보지 못했다는 것이다.

콜레스테롤 수치가 높다고 해서 모두 심장질환으로 죽는다는 뜻은 아니겠지만, 콜레스테롤 수치가 낮으면 애초에 심장질환에 대해 걱정할 필요가 없다는 것이 핵심이다. 여러 논문들에 따르면 LDL 콜레스테롤이 50-75mg/dl 이하일 때 근본적으로 심장마비가 발생하지 않는다는 사실을 명확히 보여준다. 베일러 심혈관 연구소 상임이사이자 수천 편의 과학 논문을 쓴 심장학 분야의 전문가 윌리엄 로버츠William Roberts 박사는 그의 사설 〈바보야, 문제는 콜레스테롤이야!〉에서 관상동맥질환이 콜레스테롤 때문이라고 주장했다. 총콜레스테롤 수치를 150mg/dl 이하로 낮추면 관상동맥질환으로 인한 서구의 대재앙이 사라질 것이라고 말이다.
　　캘리포니아 출신인 엘스워스 웨어햄Ellsworth Wareham 박사는 95세에 은퇴한 흉부외과 의사이다. 쭈글쭈글한 피부에 머리는 하얗지만 수술 가운을 입고 병원을 배경으로 찍은 그의 사진은 꽤나

인상적이다. 보통 그 나이쯤이면 수술 가운을 입고 병실에 누워 있는 환자일 텐데 그는 환자가 아니라 의사였다. 나이가 들어서도 자신이 하고 싶은 일을 하면서 사는 기분은 어떨까? 그를 알게 된 지 얼마 안되었을 때 그가 104세의 나이로 사망했다는 소식을 들었다. 죽기 전까지도 의식이 또렷했다고 한다. 98세일 때 했던 인터뷰에서 그는 자신의 장수비결이 50대부터 시작했던 자연식물식 때문이라고 했다. 포화지방 섭취를 줄이고 총콜레스테롤 수치를 140mg/dl 이하로 유지한다면, 심장마비에 걸릴 확률이 아주 드물다고 강조했다. 그의 총콜레스테롤 수치는 117mg/dl이었다. 그는 의사였던 시절 자신의 환자들에게도 기름지고 포화지방이 많은 동물성 음식은 피하라고 적극 권장했다. 그러나 사람들은 자신이 좋아하는 음식이 건강에 해로울 수도 있다는 말을 들으면 별로 좋아하지 않았다. 그는 다음과 같이 말했다.

사람들은 자신이 먹는 것에 엄청 예민합니다. 당신은 사람들에게 운동을 하라고 말할 수 있죠. 휴식을 취하라고도 말할 수 있죠. 좋은 정신 태도를 가지고 그에 맞는 일을 하라고 하면 그들은 받아들여요. 그러나 당신이 먹는 것에 대해 이야기를 한다면, 그들은 매우 예민하게 받아들입니다.

• • •
월경통이 감쪽같이 사라지다

여자로 태어나서 매달 맞이하는 월경은 고역이었다. 어릴 때부터 마른 편이어서 그런지 살집이 있고 성숙한 또래 여자아이들보다 초경을 조금 늦게 한 편이다. 내가 초등학생이었을 시절 내 친구들은 만 11-12세에 대부분 생리를 시작했지만 나는 중학생 때 첫 생리가 시작되었다. 당황스럽고 무서웠지만 더 끔찍한 것은 늙기 전까지 매달 이런 일이 반복된다는 사실이었다. 그래도 학창시절에는 생리통이 전혀 없다고 봐도 될 정도로 무탈하게 지나가는 편이었다. 그 당시에는 과자, 치킨, 치즈, 피자같이 느끼하고 기름진 음식보다 한식을 더 좋아했다. 제일 좋아하는 것이 밥과 나물반찬, 된장찌개였다. 스무 살 초반 무렵에도 외식으로 파스타와 피자를 먹기보다는 된장찌개에 밥을 먹었다.

생리가 괴로워지기 시작한 때는 닭가슴살 위주의 고단백, 고지방 식단을 약 2년간 유지했을 때다. 자취를 하고 나서 나의 음식습관은 갈수록 엉망이 되었고 간헐적으로 생리통이 생겼다. 그래도 참을 만했다. 그러나 닭가슴살, 연어, 달걀, 그릭 요거트를 먹기 시작한 이후로는 생리통이 매달 찾아오기 시작했다. 견디기가 힘들어서 매달 진통제를 먹었다. 다른 여자들도 모두 생리기간에는 예민해지고 배가 아프니까 나도 아픈 것이 당연하다고 생각했다.

그러나 원인을 몰랐던 생리통과 생리전증후군은 식단을 자연식물식으로 바꾸고 난 후 완벽하게 사라졌다. 자연식물식을 시작한 지 한 달 후에 바로 찾아온 변화였다. 따라서 나는 당연히 그동안의 생리통 원인이 음식습관 때문이었다고 확신한다. 이제는 기분이 갑자기 우울해진다거나, 예민하다거나, 울고 싶다는 생각이 전혀 들지 않는다. 그냥 평소와 같다. 예전에는 생리를 합리화하는 행동들을 했었다. 갑자기 폭식을 하기도 했고 스스로를 아프게 하는 행동을 했다. 몸이 아프다는 것을 핑계로 쉬기도 했다. 왠지 그래도 될 것 같았다. 자연식물식을 하고 나서는 생리양이 많이 줄어들고 피의 색이 맑은 편이다. 생리통과 생리전증후군이 사라졌기에 매달 생리를 하는 것이 괴롭지 않다. 잊고 살다보면 슬쩍 찾아왔다가 금방 가버린다. 예전에는 5-7일 정도 생리를 했다면, 음식습관을 바꾸고 난 이후로는 3-5일로 더 가볍게 끝난다. 생리통의 원인은 정말로 다양하기 때문에 음식습관만 바꾼다고 해서 낫지 않을 수도 있다. 누구는 생리대를 바꾸고 좋아지고, 누구는 화장품과 세제와 샴푸를 끊고 나서 좋아지며, 누구는 스트레스를 관리하고 좋아지기도 한다. 이렇듯 사람마다 현재 생활습관과 건강이 다른 상태에서 출발하기에 목적지까지 도달하는 방법과 시간도 제각각이다.

간혹 자연식물식을 하고 난 이후 생리 양이 줄어든 것에 대해서 걱정하는 사람들도 많은데, 여성의 생리횟수와 생리 양이 많아지는 것은 좋지 않다고 코넬대학교 식물식기반 영양학 Plant-based Nutrition 수업에서 들었다. 미시간 대학의 인류학 교수인 의사 비벌리 스트래스만Beverly I. Strassmann은 주로 농촌 지역사회 여성들의 생식에 대해 연구를 해왔다. 그녀가 연구한 서아프리카 말리의 고원 지역에 사는 소수민족 도곤인Dogon People은 과거의 조상들이 먹던 음식습관을 계속해서 이어오고 있었다. 유제품은 거의 먹지 않았고 채식 위주의 식사를 했다. 남성들은 가끔씩 소량의 고기를 먹을 뿐이었다. 도곤의 여성들은 대부분 초경을 16세에 시작하며 평균적으로 임신을 8번 했다. 임신 중에는 생리를 하지 않으며 아이를 한 번 낳고 수유를 하는 18개월 동안에도 거의 무월경으로 지낸다고 한다. 평균적으로 생리가 멈추는 나이는 50대다. 그렇기 때문에 도곤의 여성들은 서양의 여성들에 비해 평생동안 생리를 하는 기간이 1/3에 달할 뿐이다. 반면 동물성 음식과가공식품을 즐기는 현대의 여성들은 갈수록 초경 시기가 9-12세로 빨라지고 있으며 매달 많은 양의 생리를 한다. 보통 과체중인아이들이 초경을 일찍 한다. 하지만 도곤인들도 도시로 나가는여성들이 많아지면서 더 이상 예전과 같지 않아졌다. 전통적인도곤인들은 여드름이 거의 없기로 유명한데, 도시로 나간 도곤인들이 서구식 음식을 먹기 시작하자 여드름이 악화되고 초경 시기가 빨라지는 것을 볼 수 있었다.

이른 초경과 잦은 생리는 호르몬 변동이 잦다는 것을 의미하며, 이는 자궁내막증, 섬유종, 유방암, 자궁암, 난소암 위험에영향을 끼친다고 설명한다. 이런 여성 질병들은 먹는 음식과 상관관계가 매우 높다. 7년 동안 폐경기 여성 30,000명을 대상으로생활습관을 추적했을 때 금주하고, 식물식 위주의 식사를 하고,적절한 체중을 유지하는 여성들은 유방암 발병 위험이 62%나 떨어진다는 연구도 있다. 다수의 논문들이 암 발병을 낮추기 위해서 식이섬유가 풍부한 통곡물, 과일, 채소를 많이 섭취하고 동물성 음식 섭취를 줄이라고 말한다.

군이 어렵게 연구를 하지 않더라도 매달 먹는 것을 다르게 해본다면, 먹는 것에 따라서 생리가 어떻게 달라지는지 스스로 테스트를 해볼 수 있다. 내가 운영하고 있는 블로그의 댓글에서도 놀라운 이야기를 듣는다. 불규칙한 생리주기가 정상으로 돌아왔다, 생리통이 사라져서 약을 끊게 되었다, 오랫동안 무월경으로 지내다가 약 없이 생리를 시작했다, 다낭성난소 증후군이 사라졌다 등등. 그들의 얘기를 들어보자.

"저의 경우는 자연식물식을 시작하고 첫 생리 때 생리통이 없이 너무 몸이 편안해서 깜짝 놀랐어요. 생리대 광고에서 여자들이 해맑게 웃고 있는 모습은 정말 거짓말인데, 그 광고의 진짜 주인공은 바로 저였어요. 그동안 생리통이라고 생각하지 않았는데……. 아무런 느낌 없이 너무 편안하고 기분 좋고……. 진짜 겪어본 사람만 알죠. 그리고 두 번째 달은 여행 다니면서 동물성식품이 들어간 빵이라든가, 기름에 튀겨진 음식, 동물성식품이 들어간 음식을 하루 정도 먹었을 뿐인데 확실히 생리혈 색깔이 달라요."

"생리할 때 치즈랑 연어가 좋다고 챙겨 먹었던 게 지금 생각하면 너무 바보 같고 씁쓸해요. 저는 9월부터 고기, 계란, 우유를 끊었는데 그달 생리혈이 그동안의 검붉고 진득한 형태가 아닌 묽고 맑은 쨍한 새빨간 색으로 나오는 걸 보니 신기하더라고요. 몇 년 간 함께한 생리통도 하나도 없고요! 파우치에 타이레놀 항상 들고 다녔던 저인데 말이죠."

"전 사실 정신적으로 좋은 거 말고 몸에 큰 변화는 못 느꼈었는데(원래 잘됐던 소화가 더 잘되는 정도?) 이번 생리 때 진짜 크게 느꼈어요. 몇 년 동안 생리통 약 없이는 일상생활이 불가능할 정도였는데 이번에 처음으로 약을 안 먹은 거 있죠. 통증이 아예 없었던 건 아닌데 그냥 거슬리는 정도? 이것만 해도 전 감지덕지예요. 다낭성난소 증후군으로 몇 달간 생리를 안 하다가 다시 시작하고나서 아파 죽겠어도 정상적으로 생리를 하니 감사하자고 생각했었는데……. 다시 시작하면서 짧아졌던 생리주기도 좀 늘어나고 통증도 많이 없어지니 너무 신기하네요."

환경호르몬 농도가 가장 높은 음식은 민물생선, 버터, 핫도그, 치즈, 바다생선, 소고기, 닭고기, 식물성 기름, 가공식품 같은 것들이다. 채소와 과일도 가능하면 유기농을 고르는 것이 좋다. 그러나 더러운 토양에서 농약으로 자란 식물을 바로 우리 몸속에 넣는 것과, 그 식물을 먹은 동물을 우리 몸속에 넣는 것은 확연히 다르다. 먹이사슬이 길어질수록 축적된 독성물질의 농도가 10배씩 증가하기 때문이다.

　당연히 작은 물고기를 먹는 큰 물고기일수록 독소잔류량이 많을 수밖에 없다.

　음식을 제외하고는 화장품, 향수, 세제, 페트병, 랩, 음식포장지 등에서 독성물질이 많이 발견된다. 이런 것들은 우리 몸에 축적되어 있다가 모유수유를 할 때 빠져나간다. 그것이 아기에게 고스란히 가는 것이 참으로 안타까운 일이지만, 여성의 입장에서는 제대로 독소제거를 하는 셈이다. 체내 독성물질을 줄이기 위해서는 최대한 독성물질을 피하는 것이 바람직하다. 독성물질에 노출되더라도 그것을 흡착해서 밖으로 빼주는 해독음식들을 먹어야 한다. 그것이 바로 현미밥 위주의 자연식물식이다. 현미의 식이섬유는 잔류성 유기오염물질POPs과 발암물질을 흡착해서 배설해주는 데 탁월하다. 이런 원리로 많은 여성들이 동물성 음식과 가공식품을 줄이고 유기농 현미 자연식물식을 한 후 생리통이 줄어든다.

　그럼에도 불구하고 오히려 자연식물식을 하고 생리가 끊겼으며 여성질환이 생겼다고 하는 사람들이 간혹 있다. 그런데 정말로 음식습관을 바꿔서 그런 것인지는 생활습관 전체를 살펴보기 전까지는 단정 지을 수 없다. 기존에 가지고 있던 병이 음식습관을 바꾼 후 드러난 것일 수도 있기 때문이다. 즉 음식을 바꿔서 그런 것이 아니라 원래 가지고 있었던 병이 때가 되어 증상으로 나타났다는 말이다. 음주, 흡연, 불규칙한 식사, 적은 운동량, 과도한 운동량, 수면부족, 극도의 스트레스, 독성물질 노출, 화학제품 사용, 지나치게 적은 칼로리 섭취, 영양적으로 불균형한 식단 등, 그동안의 해로운 생활습관이 원인일 수 있다.

일반적으로 생리불순이나 여성질환을 가진 사람들은 아주 많다. 스트레스를 받으면 생리가 더욱더 늦어지기도 하고, 심한 생리통과 생리전 증후군으로 쉽게 우울해지기도 한다. 이럴 때 우리는 '일반식' 때문에 병에 걸렸다고 말하지 않는다. 하지만 채식이나 자연식물식을 시작한 후 생리불순이나 여성질환에 걸리면 대부분 사람들은 '채식' 때문에 그렇다고 너무나도 쉽게 단정 짓는다. 아마 채식이라고 하면 채소만 먹는 것으로 생각하기 때문에 저절로 '영양결핍의 식사'를 떠올리게 되고 그것이 곧장 '생리불순'으로 이어지는 듯하다. 지나치게 체지방이 적거나 극심한 저칼로리 다이어트로 인해 생리불순인 사람도 많기 때문이다. 하지만 자연식물식이란 결코 샐러드만 몇 젓가락 먹는 식단이 아니다. 일반식을 해도 체중감량을 위한 극단적인 다이어트는 위험한 것처럼, 채식도 체중감량을 위해 양을 극도로 제한하는 것은 매우 위험하다. 자연식물식을 다이어트로만 접근하는 경우에는, 대부분 하루에 과일 몇 가지로 때우기도 하고 밥을 반 공기도 먹지 않고 식사를 끝내기도 한다. 총 1,000칼로리도 안되는 양이다.

현대의학과는 다르게 생채식으로 몸이 너무 깨끗하고 건강하면 생리를 하지 않는다고 보는 시각도 있다. 생리라는 것이 화식과 부자연스러운 음식을 먹는 문명화된 동물과 인간에게서만 발견되는 질병이라는 것이다. 야생 포유류의 경우에는 매달 출혈을 하지 않고 1년에 몇 번의 발정기를 가진다고 한다. 대체의학 종사자이자 영양학자인 빅토라스 쿨빈스카스Victoras Kulvinskas는 생리에 대해서 전혀 다른 의견을 그의 책 〈Survival into the 21st Century〉에서 서술했다. 아직 한국어로 전체 번역된 책이 없기에 원본을 읽어보았다. 한국에서는 '월경신화'라는 제목으로 월경에 관한 부분이 따로 번역되어 있었다.

처음 이 이론을 접했을 때 불가능한 일은 아니겠다는 생각이 들었다. 과일을 주식으로 먹는 프루테리언Fruitarian이나 생채식 위주의 자연식물식을 하는 여성들이 몸은 아주 건강한데 월경을 하지 않는 경우를 많이 보았기 때문이다. 산부인과를 가도 자궁은 멀쩡하고 건강해서 의사들도 원인을 모른다고 한다. 과학적으로는 전혀 말이 안되는 것 같지만 생채식으로 무월경을 겪다가 임신을 한 사람들과 건강하게 아이를 출산한 사람들도 보았다.

하지만 이것도 워낙 사람마다 달라서 뚜렷한 정답은 없다. 100명의 여성이 있다면 100명이 먹는 것이 다르고 생활습관이

다르며 생리주기, 생리혈, 생리 양, 생리통 등이 다르다. 여성들에게 생리라는 것은 매우 민감한 문제다. 이와 관련해서 많은 고민 댓글들을 받았었다. 대부분 무월경으로 고민을 하는 사람들은 글만 읽어봐도 불안해하는 것이 느껴진다. 우리의 생각은 많은 것에 영향을 준다. 제대로 피임을 하지 않고 성관계를 한 후 생리를 하지 않아서 불안해하는 여성을 떠올려보면, 머릿속으로 하루 종일 '생리를 했으면 좋겠는데, 혹시 내가 임신할 걸까? 내가 아픈 걸까?' 등의 고민들이 끊이지를 않는다. 긴장을 하면 할수록 생리가 늦다는 것은 아마 많은 여성들이 경험해봐서 알지 않을까 싶다. 나 또한 자연식물식을 하기 전에 생리가 평소보다 늦어질 때 불안해져서 산부인과에 가본 적이 있다. 의사는 아무 문제가 없다며 긴장을 하면 더 생리가 늦어진다고 했다. 그래서 마음을 가다듬고 며칠 더 기다렸더니 결국 생리를 했다. 생리가 늦어지는 것은 음식 때문만이 아니라 스트레스 영향도 꽤 크다는 것이다.

현재로서는 생채식으로 인한 무월경에 대한 뚜렷한 과학적 근거와 연구가 충분치 않기 때문에 무월경이라도 괜찮다고 단언할 수는 없다. 어떤 식단이든 생리를 하지 않는다면 전반적인 생활습관을 돌아보고, 산부인과에 가서 검사를 해보는 것이 가장 안전할 것이다. 검사 후에도 아무 문제가 없다는 것이 밝혀지면 그때는 월경을 매달 해야만 건강하다는 것이 오랜 세월 동안 잘 못 알려진 신화일 수도 있음을 고려해볼 수 있겠다. 생채식을 할 때는 무월경이었다가 다시 화식을 포함한 채식을 하자 생리가 돌아왔다는 사람들도 많이 볼 수 있다. 두려워하면서 스트레스를 받기보다는 식단을 테스트해보거나 꾸준히 기다려보는 것이 도움이 될 것이라 생각한다. 만약 이런 고민 자체를 하고 싶지 않다면 처음부터 생채식을 시도하지 않으면 된다. 자연식물식은 과일과 채소를 추가하여 먹는 식단이지, 무조건 화식을 피하고 생으로 먹어야 하는 식단이 아니다. 따뜻하게 지은 현미밥에 쌈채소 몇 가지, 나물반찬들, 된장국, 미역국, 장아찌, 가지덮밥, 양파덮밥, 현미파스타, 야채스튜, 현미떡, 찐 감자, 삶은 고구마 등이 모두 자연식물식이다.

확실한 것은 음식습관을 건강하게 바꾸면 생리통과 생리양이 줄어들며 생리기간이 가볍게 지나갈 확률이 높다는 것이다. 또한 여성의 일생 동안 호르몬 변동이 적은 것이 여성질환의 위험을 줄여준다. 생리에 관한 걱정거리가 줄어든 것은 여러모로 여성으로 살아가는 나의 삶의 질을 높이고 간소한 삶을 가능하게 했다.

●●●

다이어트와 작별을 선언하다

　사람들에게 무슨 음식을 좋아하냐고 물었을 때 각자의 대답은 다르다. 돈가스, 과일, 김치찌개, 비빔밥, 삼겹살, 과자, 아이스크림, 치킨, 볶음밥 등등. 자신이 좋아하는 음식을 먹으면서 뿌듯함을 느끼는 사람은 없다. 오늘 내가 좋아하는 빵을 먹었다고 해서 '오늘은 빵 먹기 성공했으니 내일도 빵 먹자, 파이팅!' 하면서 다짐하는 사람은 없다.

　현재 자신의 음식습관을 유지하기 위해서 고군분투하는 사람 또한 없다. 평소 짜게 먹고 기름진 걸 좋아하는 사람이 '나는 평소에 짜게 먹기 위한 도전을 하고 있어!'라든가, 야식을 즐기고 라면을 좋아하는 사람이 '나는 라면 먹는 것을 유지하기 위해서 노력하고 있어!'라고 말하진 않는다. 그 사람의 평소 입맛과 음식습관으로 노력 없이 그렇게 먹는 것이다.

그런데도 '나는 건강한 음식습관을 위해서 노력하고 있어!'라면서 힘들게 자신의 음식습관을 고치려는 사람들이 많다. 특히 자연식물식이 그렇다. 그것은 자연식물식을 음식습관으로 보는 것이 아니라 어떤 것을 이루기 위한 수단으로 보기 때문이다. 그 어떤 것은 대부분 1위가 '체중감량'이고, 나머지는 진지한 건강문제다. 윤리적인 이유로 동물성 음식을 먹지 않는 사람들도 많지만, 그런 사람들은 굳이 처음부터 자연식물식을 하려고 하진 않는다. 한국에서도 비건 고기, 비건 치즈, 비건 빵 같은 것들을 쉽게 구할 수 있다. 일반식 했을 때 가졌던 입맛은 그대로 유지한 채로 동물만 뺀 버전으로 충분히 즐길 수 있다는 뜻이다.

아마 사람들에게 자연식물식이 매력적으로 보였다면 '배불리 먹어도 살이 안 찐다'라는 여러 사람들의 이야기 때문일 것이다. 그만큼 사람들은 늘 다이어트와 전쟁한다. 덜 먹을까, 더 움직일까. 더 먹을까, 덜 움직일까. 혹은 더 먹고 덜 움직이는 것을 선택할 수도 있다. 내가 그토록 좋아하던 가공식품과 동물성 음식을 버리고 자연식물식을 선택했고 그 변화가 순탄했던 이유는 자연식물식을 평생의 음식습관이자 라이프 스타일로 생각했기 때문이다. 어떤 뚜렷한 목표가 있진 않았다. 서두르거나 억압할 이유도 없었다. 억압하는 것은 '다이어트'로 충분했다. 자연식물식은 다이어트가 아니다.

내 전반적인 건강을 위해서, 이게 맞다는 확신이 들어서, 나를 사랑하는 마음으로 자연식물식을 했다. 자연식물식을 하면 살이 빠지고, 피부가 좋아지고, 체력이 좋아지는 등등의 장점들은 미리 들어서 알았지만, 그런 것들을 구체적으로 기대하고 시작한 것은 아니었다. 평생의 음식습관 자체를 바꾸고 싶어서 시작했었다. 음식습관을 건강하게 바꾸면 당연히 그런 건강문제들이 좋아지리라 예상했었다. 그러자 자연스럽게 야근에 찌든 직장인의 입맛에서 스님의 입맛으로 바뀌었다.

자연식물식으로 배불리 먹어도 살이 안 찐다는 것은 단순히 사람들의 개인적인 경험과 추측이 아니라 과학적으로 밝혀진 사실이다. 평소 먹던 식단에서 과일을 추가하면 체중이 어떻게 변하는지 알아보는 연구가 있었다. 과일은 살이 안 찌는 것처럼 보이지만 0칼로리는 아니다. 평소 식단에 3개의 사과, 혹은 3개의 배를 추가해서 체중이 어떻게 되는지 실험해보았다. 놀랍게도 사람들의 체중은 과일을 더 추가했음에도 몇 kg씩 감소했다. 연구자들은 과일에 들어있는 섬유소 때문이라고 추측했다. 섬유소가 항비만 물질을 만들어낼 수 있기 때문에 체중감량에 영향을 주었다고 추측한 것이다. 그러나 과일과 똑같은 양의 섬유소를 가진 통곡물 쿠키를 먹을 때는 과일을 먹는 것처럼 체중감량이 되지 않았다.

같은 양의 섬유소인데도 과일을 먹었을 때 체중이 감소했던 이유는 과일의 낮은 에너지 밀도 때문이었다. 에너지 밀도라는 것은 중량 대비 칼로리를 뜻한다. 과일 3개와 귀리 쿠키 1개가 있을 때, 과일 3개가 무게는 더 많이 나가지만 총칼로리는 귀리 쿠키보다 적다. 섬유질과 수분이 많은 음식들은 무게에 비해 칼로리가 낮다. 바로 채소와 과일 같은 것들이다. 반대로 지방이 많은 음식들은 무게에 비해 칼로리가 높다. 베이컨은 무게는 적게 나가지만 조금만 먹어도 살이 찐다. 칼로리 밀도가 매우 높기 때문이다.

우리의 위에는 위를 감싸고 있는 신경세포인 뉴런Neuron이 있다. 음식이 충분히 들어와서 위에 볼륨감이 들면, 뉴런은 뇌에게 그만 먹으라는 신호를 보낸다. 대부분 가공식품과 고기, 치즈, 기름 같은 것들은 에너지 밀도가 높기 때문에 생각보다 많은 양을 먹고 난 후에야 볼륨감이 든다. 그때서야 뇌는 그만 먹으라는 신호를 보낸다. 그때는 이미 많은 칼로리를 먹고 난 후여서 너무 늦었다. 그러나 통곡물, 고구마, 과일, 채소 같은 것들은 에너지 밀도가 낮기 때문에 많은 양을 먹어도 실제 섭취 칼로리는 적으며 포만감도 느낄 수 있다. 바나나 6개와 케이크 한 조각을 비교하면, 양은 바나나가 많지만 살찌는 것은 당연히 케이크다. 즉 섬유소와 수분이 많고 에너지 밀도가 낮은 음식들을 주식으로 삼는다면 배고픔과 싸우면서 식사량을 조절하지 않아도 된다는 뜻이다. 칼로리 계산을 하거나 저칼로리로 먹을 필요도 없다. 같은 3,000칼로리를 치킨과 피자로 채우는 것과 과일과 채소, 통곡물로 채우는 것은 확연히 다르다.

그러나 자연식물식으로 충분한 칼로리를 섭취하는데도 포만감을 못 느끼는 사람들이 있다! "과일을 많이 먹었는데도 배가 허전한 기분이 들어요.", "현미밥과 고구마를 배가 아플 만큼 먹어요. 멈출 수가 없어요.", "빵이 먹고 싶어서 미치겠어요.", "배가 부른데도 아플 때까지 꾸역꾸역 음식을 집어넣어요." 왜 그럴까? 왜 좋은 음식들을 먹는데도 포만감을 제대로 느끼지 못하는 걸까? 포만감을 느껴도 왜 음식 먹기를 멈추지 못하는 걸까?

바로 심리적인 요인 때문이다. 이런 고민을 하는 사람들을 보면 보통 체중감량을 위해 안 해본 것이 없다. 원푸드 다이어트 One Food Diet도 해보고, 닭가슴살도 먹어보고, 운동도 해보고, 굶어도 보고, 다이어트 약도 먹어본다. 그러다가 마지막 희망으로 자연식물식을 시도한다. 그러나 자연식물식을 또 다른 다이어트로 생각해버리면 역시 오래 지속할 수가 없다. 무슨 식단이든지 즐기지 못하고 억지로 한다면 폭식으로 터진다. 그들은 매일매일 몸무게를 소수점까지 재면서 비교한다. 나도 해봐서 알지만 피곤한 삶이다.

　앞에서도 밝혔듯이, 나 또한 지난 2년간 나름대로 탄수화물 섭취를 줄이고 단백질 양을 늘리는 '고단백 닭가슴살 다이어트'를 했었다. 그 식단을 즐긴다고 생각했다. 실제로 그런 식단을 유지하면서 입맛도 많이 변했다. 예전에는 완전히 짜고 단 것만을 좋아했지만 2년 동안 닭가슴살 샐러드, 통밀빵, 삶은 달걀, 리코타 치즈 샐러드, 치아바타 샌드위치 같은 것을 먹으니까 심심한 맛이 좋아지긴 했다. 그러나 그럼에도 동시에 자극적인 치킨, 피자, 짜장면, 탕수육, 떡볶이를 먹고 싶어 했다. 이런 경우는 입맛이 변한 것이 아니라 참고 있는 것이다.

　2년 동안의 경험자로서 나는 감히 단언할 수 있다. 치킨보다는 닭가슴살이 건강하니까, 살이 덜 찔 것 같으니까 참고 있었던 것이다. 낮에는 닭가슴살 샐러드, 방울토마토, 연어 스테이크, 두부, 게맛살 샐러드, 달걀, 터키 샌드위치 같은 것을 먹었다. 그런데 저녁쯤 되면 이상하게 배가 허한 기분이 들고 치킨도 생각난다. 외식도 일부러 피했다. 남들이랑 자극적인 음식을 먹으면 바로 폭식할 것 같아서 그랬다. 그때 나는 살만 안 찌면 무엇이든지 미친 듯이 먹고 싶다는 생각을 늘 하고 있었다. 시한폭탄 같았다. 결국 그 폭탄은 폭식으로 터져버린다. 주말에 몰아서 치킨과 피자를 시켜서 먹었다. 배가 부르고 아픈데도 계속해서 먹었다. 오늘이 아니면 못 먹을 거라는 생각 때문이었다. 폭식을 한 후에는 늘 속이 울렁거리고 아팠지만 내일부터 다시 관리하면 살이 안 찔 거라는 생각에 안심했다.

음식과 건강하지 못한 관계를 가진 사람들은 무슨 식단이든 스스로를 엄격하게 통제한다. 혹은 음식을 감정을 다스리는 도구로 이용한다. 음식은 감정을 통제하는 도구가 아니다. 기분 나쁠 때 내 기분을 좋게 하기 위해서 존재하는 마약도 아니고, 살만 안 찌면 배가 터질 만큼 먹어도 괜찮은 것도 아니다. 음식은 하루를 살아가기 위한 에너지를 얻기 위해서 먹는 것이다. 오늘 하루 나에게 필요한 만큼의 연료를 위해서 먹는 것이다. 사람마다 필요한 연료는 신체조건, 활동량 등에 따라 당연히 다르기 때문에 '제가 너무 많이 먹는 걸까요?'와 같은 질문은 소용이 없다. 연료가 부족하면 배가 고프다. 연료를 넣어줘야 한다. 연료가 꽉 차면 배가 부르다. 그렇다면 이제 그만 넣어줘야 한다. 정말로 단순하고 쉬운 원리이다. 그러나 음식에 대한 강박을 가지고 폭식과 과식을 되풀이하는 사람들은 연료가 이미 꽉 찼음에도 그것을 멈추지 못하는 사람들이다.

치팅데이Cheating Day는 몸을 속인다는 'Cheating'과 'Day'의 합성어다. 평소에 먹고 싶은 것을 꾹 참다가 특정 주기마다 먹고 싶은 것을 먹는 날이다. 치팅데이가 왜 필요할까? 먹고 싶은 음식이 평소에 내가 즐겨먹는 음식이고 건강하기까지 하다면 치팅데이는 당연히 필요 없어진다. 기름에 튀긴 치킨과 떡볶이보다 현미밥에 된장찌개, 쌈채소, 두부조림 혹은 단호박과 복숭아를 먹는 것을 더 좋아하는 입맛을 가졌다면 매일매일이 치팅데이일 것이다. 자꾸 '맛있다 맛있다' 최면 걸듯이 우리의 입맛과 몸을 속이려고 하지 말고, 진짜로 우리의 입맛을 바꾸면 해결되는 문제다. 폭식과 건강한 음식습관은 나란히 갈 수 없다. 폭식을 한다면 식단을 바꾸든지 입맛을 바꾸든지 둘 중 하나를 선택해야 한다.

입맛을 바꾸는 일은 하루아침에 일어나지 않는다. 자연식물식은 어제까지 자극적인 불닭볶음면, 치즈스틱, 치즈버거, 치킨, 떡볶이를 먹던 사람이 바로 시작하기에는 어렵다. 불가능한 것은 아니지만 고통이 따른다. 사람 입맛이 한순간에 변하지 않기 때문이다. 나는 빵을 입에 달고 살았었다. 어릴 때부터 빵을 좋아했다. 제일 좋아하던 빵은 소시지가 들어간 핫도그였는데, 그래서 우리 엄마는 내가 초등학생일 때 소시지 빵을 주문해서 반에 자주 돌리곤 하셨다. 지금에서야 알게 된 사실이지만 세계보건기구WHO에서는 소시지, 햄, 핫도그, 소고기 통조림, 말린 고기 같은 가공육을 담배와 같은 1군 발암물질로 분류했다. 붉은 육류는 2군 발암물질이다. 나는 어릴 때부터 학교와 집에서 담배와

동급인 발암물질을 매일 즐겨 먹었다는 뜻이다. 급식에도 소시지는 늘 나온다. 그렇다고 나는 엄마를 탓하지 않는다. 그저 내가 맛있게 먹는 것을 보고 행복해 하셨을 테니까 말이다. 남들처럼 뭐든지(그것이 건강하든 건강하지 않든) 많이 먹고 토실토실 살찌는 것이 건강함의 기준이었던 시절이었으니까 말이다.

성인이 되어서도 빵을 좋아했다. 밥은 안 먹어도 빵은 포기하기 싫어서 빵을 소량이라도 즐겨 먹었었다. 치즈가 큼직하게 박힌 시금치 치아바타도 좋아했다. 자연식물식을 하고 나서도 한동안 빵을 즐겨 먹었다. 대신 하얀 밀이 아닌 통곡물빵을 먹으려고 했다. 그러나 내가 전반적인 식단을 과일과 채소들로 꾸리면 꾸릴수록 빵맛이 예전과 같지가 않아졌다. 오늘 먹은 것과 보름 전에 먹은 빵맛이 다르게 느껴졌다. 과거의 식단이 공장에서 찍어낸 가루음식(죽어 있는)들이 주였다면, 지금은 수분과 섬유소가 가득한 싱싱한 음식(살아 있는)들이 주가 되었다. 건조한 가루음식을 오랜만에 먹으면 입안이 텁텁해진다. 그래서 자연스럽게 빵을 사 먹지 않게 되었다. 억지로 빵을 먹지 않으려고 노력한 것은 아니다. 지금도 일부러 안 먹거나 참는 것은 없다. 외식을 하거나 선물로 받은 쫄깃하고 촉촉한 현미빵이나 떡은 가끔 먹어도 맛있다. 그런데 '스콘'같이 가루 느낌이 나는 무거운 빵들은 이제 확실히 내 취향이 아니다. 그런 것들을 먹는 것보다 수분이 가득한 과일을 한입 베어 물거나, 물기를 진득하게 머금은 현미밥을 먹는 것이 더 좋아졌다.

자연식물식을 하면서도 입맛은 변한다. 나는 원래 양배추는 반드시 쪄서 먹어야 맛있었다. 생양배추를 잘 먹는 사람들을 보면 속으로 이상하게 생각했었다. '무슨 맛일까? 맛있을까? 난 절대 못 하지…' 억지로 참고 생양배추를 먹으려고 노력했던 적은 한 번도 없다. 그래야 할 이유도 없었다. 억지로 생양배추를 먹었다면 당연히 토할 것 같은 느낌이 들거나 양배추를 오히려 싫어하게 되었을 것이다. 그래서 늘 쪄서 먹었다. 달달하고 맛있다. 계속 그렇게 먹었다. 그러다가 어느 날 찌는 것도 귀찮아져서 생양배추를 먹어보았다. 그런데 생각보다 맛있어서 깜짝 놀란 경험이 있다. 이미 그동안 자연식물식을 해오면서 입맛이 바뀐 탓이다. 그럼 이때부터 나는 생양배추도 즐길 수 있고, 찐 양배추도 즐길 수 있게 된다. 이 과정에서 어떠한 스트레스, 도전의식, 강박감은 없었다.

동물성 음식을 안 먹는 것도 똑같다. 서두를 이유는 없다. 채소와 친하지 않다면 동물성 음식을 바로 끊기보다는, 과일과 채소와 친해지는 습관부터 들이는 것이 좋을 수도 있다. 습관이라는 것은 하루아침에 바뀌는 것이 절대 아니다. 100점은 아니라도 건강하게 먹는 습관이 쌓이고 쌓여야 자연스럽게 몸에 배고,

입맛이 변하고, 저절로 그렇게 된다. 매일 아침을 과일로 시작해보기, 흰밥을 현미밥으로 바꿔보기, 흰 빵 대신 통곡물빵이나 현미떡 먹기, 우유는 무가당 두유로 선택하기, 요리할 때 설탕과 기름 양 줄이기, 좋은 식재료를 사용하는 채식식당에 가보기, 고기 세 번 먹을 거 한 번 먹기, 외식보다 집에서 요리하는 습관들이기, 동물성 음식 없이 요리해보기 등등. 이렇듯 건강한 대안은 항상 존재한다. 건강한 음식이라는 것은 상대적이기 때문이다. 베이컨보다는 달걀이 건강할 수도 있겠지만 달걀과 과일을 비교해본다면 달걀은 더 이상 건강식품이 아니다. 미식품의약국^{FDA}은 달걀이 건강하지 않다고 말했으며, 미농무부^{USDA}의 내부 문서에도 '법적으로 달걀이 영양적으로 풍부하다, 저지방이다, 균형 잡혔다, 건강한 식품이다, 몸에 좋다, 안전하다고 표기할 수 없음'을 결국 인정하고야 말았다.

    자연식물식이 내 몸과 마음에 자리 잡으면서 다이어트라는 단어가 내 인생에서 완전히 사라졌다. 나는 내 몸무게도 정확히 모른다. 저울에 올라갈 이유가 없어졌다. 노력하지 않아도 날씬한 체형을 유지하는 것이 너무 쉽다. 예전에는 내 허벅지 사이의 간격을 보면서 음식을 더 먹을까, 덜 먹을까를 결정했었다. 허벅지 사이의 간격이 좁으면 먹는 양을 줄이고 운동량을 늘렸으며, 간격이 넓으면 많이 먹었다. 매일매일이 줄다리기였다. 지금은 신경도 쓰지 않는다. 애초에 건강한 음식을 먹으면 허벅지 사이가 달라붙을까 걱정할 필요가 없다는 것을 알기 때문이다. 배가 고파서 음식을 먹는 행위는 인간의 생존을 위한 자연스러운 행위가 되어야 한다. 배고픔을 느끼는 것에 대해서 자책하면 곤란하다. 날씬해지고 싶다면 먹는 행위 자체가 아니라 '인간은 무엇을 먹는 동물인가'에 대해서 생각해보아야 한다.

나를 사랑하기 시작하다

나는 나를 사랑했지만 자신감이 있는 편은 아니었다. 내 모습이 스스로 만족스러울 때만 나를 사랑했다. 화장이 잘 먹은 나, 얼굴과 다리가 붓지 않은 나, 날씬한 나, 입은 옷이 마음에 드는 나, 여드름이 안 났을 때의 나만을 사랑했다. 그런 모습을 유지하려면 노력이 필요했다. 아침에 일어날 때마다 얼굴이 부을까 봐 자기 전에 물은 절대 안 마시고 저염식으로 먹었다. 다리의 부기(浮氣)를 빼려고 잘 때는 쿠션 위에 다리를 올리고 잤다. 좀 돌아다닌 날은 종아리가 땡땡하게 부어서 하루 종일 다리 스트레칭과 마사지를 했다. 저울의 숫자놀이에 기분이 오락가락했다. 숫자가 낮으면 안심하고 미친 듯이 먹었고, 숫자가 높으면 다시 절제했다. 여드름 관리를 위해서 2-3주마다 피부과에 가서 관리를 받고 비싼 화장품을 썼다. 마른 몸에 비해 볼살이 심한 것이 콤플렉스라 윤곽주사 같은 것을 찾아보기도 했다. 평소보다 과식해서 뱃살이 급하게 늘어나면 복부지방분해 시술을 검색했고 가격을 이유로 고민도 했었다. 여름에 얼굴과 겨드랑이에 땀이 나는 것이 싫어서 땀 제거 레이저도 검색해보았다. 칼로리 계산을 하고 무게를 재면서 먹는 양을 제한하고 운동으로 체중을 유지했다. 배가 고프면 하루 종일 먹방으로 대리만족을 했다.

그런데도 내 모습은 완벽하지 않았다. 자고 일어나면 얼굴은 계속 부었다. 조금만 운동을 많이 하거나 과식을 하면 다리가 부었다. 화장을 다 해도 거울 속의 내 모습이 뚱뚱해 보였고 여드름 몇 개라도 나면 결국 모자를 쓰고 밖에 나갔다. 거울 속에는 얼굴이 후덕하고 여드름이 난 여자가 어설픈 아이라인을 한 채 쳐다보고 있었다. 비비크림과 아이라인 없이 밖에 나간다는 것은 상상도 못 할 일이었다. 항상 남을 의식하면서 살았다.

그런데 먹는 음식을 바꾸니 노력을 하지 않아도 내가 원하는 모습이 되어갔다. 아침마다 얼굴이 붓지 않았고, 더 이상 종아리 알이나 하체부종과 같은 고민도 없어졌다. 몸은 항상 날씬하기 때문에 무슨 옷을 입을까 고민하지 않았고 뱃살을 감추려고 배에 힘을 줄 필요도 없어졌다. 여드름 때문에 모자를 쓰는 일도 없어졌고, 후덕해 보이는 볼살도 적당히 빠져서 더 이상 머리카락으로 얼굴을 갸름하게 숨기고 싶지 않았다. 당연히 거울을 보고 자괴감도 들지 않았다. 몸에서는 땀냄새 대신 좋은 살냄새가 났다. 어색한 아이라인도 더 이상 그리지 않았다. 얼굴살이 빠지고 피부도 좋아지니 아이라인 없어도 꽤 봐줄 만 하다. 물로만 세안을 한번 해봤더니 기초 화장품 여러 개 쓰고 수분크림 듬뿍 바르는 것보다 피부 당김이 덜한 것이 느껴졌다. 이때부터 자신감이 생겨서 갈수록 화장품 개수를 줄였다.

내 몸이 예쁘다. 항상 날씬하다. 아무리 먹어도 살이 안 찌고, 쪄봤자 거기서 거기다. 모델같이 깡마른 몸이나 복근에도 욕심이 없다. 저울도 필요 없고 줄자도 필요 없다. 칼로리 계산도, 먹방도, 계산기도 필요 없다. 몸은 항상 가볍고 걸음걸이가 산뜻하다. 이 기분은 글로 표현하기 힘들 정도로 좋다. 햇빛이 강하면 햇빛이 강한 대로 좋고, 바람이 불면 선선한대로 좋다. 발걸음을 내딛을 때마다 늘 기분이 좋다. 내가 도를 닦는 사람은 아니지만 마음이 평온하니 그냥 기분이 좋다.

모두의 눈에 내가 예쁜 것은 아니다. 나는 여전히 완벽하지 않다. 누구 눈에는 내가 너무 말라서 볼품없어 보일 수 있고, 누구 눈에는 아직 울긋불긋한 여드름 자국이 남아있는 내 피부가 예뻐 보이지 않을 수도 있다. 누구 눈에는 아이라인 없는 내 눈이 작고 못생겼을 수도 있고, 누구 눈에는 내 얼굴이 아직 후덕하고 부어 보인다고 할 수도 있다. 그러나 완벽하지 않은 내 모습이 싫지 않다. 좀 못생기면 어때. 김태희만큼 예쁘지는 않아도 앞으로 더 좋은 내가 되리라는 마음만 가득하다.

더 잘 웃게 되고 용기가 생겼다. 내가 고기를 끊을 수 있을 거라고는 생각도 못 했었는데 자연식물식을 하면서 전혀 힘들어하지 않는 나 자신을 보면서 대견함을 느낀다. 고기 먹는 것도 그만두었는데 무슨 일이든지 할 수 있을 거라는 자신감이 생긴다. 건강한 몸뚱이가 있으니 못 할 것이 없다. 건강으로 시작한 자연식물식이었지만 나의 소비습관이 사회에 어떤 영향을 끼치는지 알고 난 이후로는 더욱더 생각이 넓어졌다. 더 이상 '육식 대 채식'이 아니다. 무엇이 환경, 동물, 사람에게 좋은 것인지를 고민하다 보면 동물성 음식, 가공식품, 플라스틱 소비를 줄이고 유기농 제철채소와 과일을 감사한 마음으로, 필요한 만큼만 먹는 것이 보탬이 된다는 것을 알게 된다. 누가 너는 유별나게 왜 그렇게 사느냐고 물어본다면 나는 기분 좋게 대답할 것이다. '저는 이렇게도 잘 살아진다'고 말할 것이다. 누가 단백질 결핍에 대해서 걱정하듯이 물어본다면 필수 아미노산에 대한 정보를 가져다줄 수도 있겠지만 오늘은 그냥 웃으면서 이렇게 말하고 싶다. '저는 식물만 먹고도 건강하게 잘 살아있습니다'

자연식물식으로 2,500여 명이 넘는 환자들을 고친 힐링스쿨의 교장 황성수 박사는 사랑에는 올바른 지식이 필요하다고 말한다. 제대로 된 지식 없이 음식으로 효도와 자식사랑을 하는 것은 안타까운 일이다. 마치 사랑하는 사람들에게 담배를 선물했던 과거 1950-80년대의 모습과 비슷하다. 당시에는 담배를 피우는 것이 쿨하고 섹시한 것으로 받아들여졌다. 호주는 1980년대까지만 해도 기내 흡연이 허용되었다. 하지만 요즘 같은 날 명절에 사랑하는 마음을 표현하기 위해 담배를 선물하는 사람들은 거의 없다.

　　자식들에게 우유와 유제품을 먹이는 엄마들, 부모님 오래 살라는 칠순잔치 때 케이크와 고기를 준비한 자식들, 새로 온 멤버를 위해 삼겹살을 먹는 직원들, 생리통이 심한 여자친구에게 초콜릿과 과자를 주는 남자친구, 명절이라고 스팸과 올리브유를 선물하는 이웃, 오랜만에 만난 친구에게 치킨을 사주는 친구, 여행기념으로 그 나라의 각종 초콜릿과 과자를 선물하는 사람들에 대해 생각해봐야 한다.

　　진짜 사랑이란 무엇일까? 사랑을 표현하는 방법이란 무엇일까? 조금만 깊이 생각해보면 감히 그런 것들을 사랑하는 사람들에게 권할 수 없다. 건강보다 입맛이 우선이자 행복이라면 어쩔 수가 없다. 먹겠다는 것을 말릴 수야 없겠지만, 먹으라고 권하기는 힘들다. 사랑하는 사람이 삼겹살과 치킨을 먹고 술, 담배를 하면서 행복해하는 모습을 보는 것도 좋지만, 정말로 사랑한다면 아프지 않고 건강하길 바라기 때문이다. 무지함이 사랑하는 사람들을 아프게 한다. 열린 마음으로 지식을 받아들이는 태도, 스스로 찾아보고 선택하려는 노력, 통념을 깨부술 용기가 없으면 자신과 가족의 건강을 망친다. 황성수 박사는 그의 신간 〈빼지 말고 빠지게 하라〉에서 다음과 같이 갈파했다.

> 거의 모든 사람들은 동물성식품과 부드럽고 맛있게 가공한 식물성식품을 좋은 식품으로 생각한다. 그래서 사랑하는 부모에게 이런 음식으로 효도하고, 귀여운 자식에게 이런 것들을 먹인다. 그러나 이런 식품들은 모두 군살을 만드는 식품들이다. 그래서 부모들이 살찌고 아이들이 비만해진다. 부모를 살찌워 질병이 생기게 하고 싶은 자식이 어디 있으며, 자식을 병들게 하고 싶은 부모가 어디 있겠는가. 진실을 모르면 의도와는 전혀 다른 결과를 가져온다. 눈먼 사랑을 하는 사람들이 많다. 사랑은 아무나 할 수 없다. 사랑에는 지식이 필요하다.

마찬가지로 나는 나를 사랑하기 때문에 나에게 아무 음식이나 줄 수 없다. 내가 나를 사랑하는 방법에는 내가 아프지 않고 건강하길 바라는 마음이 포함된다. 내 몸에 아무 음식이나 집어 넣을 엄두가 안 난다. 다시는 나를 학대하지 않기로 했다. 불만족 감에 배가 터질 만큼 음식을 집어넣지도 않을 것이고, 기분이 안 좋다고 해로운 음식들을 내 몸속에 집어넣지도 않을 것이다. 아 픈 나를 그냥 무시하지 않을 것이다. 과거에 내 몸은 끊임없이 나 에게 이야기를 해왔다. 여드름은 끊임없이 내 몸속에 독소가 있 다는 것을 알려주는 지표였고, 내 몸이 졸리고 피로한 것은 제발 쉬어달라는 부탁이었다. 무언가를 잘못 먹으면 배탈이 난다. 내 위는 그만 먹으라고 음식물을 밀어내었다. 그러나 나는 이때까지 내 몸이 하는 이야기들을 무시했다. 그것이 쌓이면 결국에는 큰 병이 되어 터진다. 소 잃고 외양간 고친다는 말이 딱 그 말이다. 이제 나는 나를 사랑하기 때문에 언제나 내 몸에 귀를 기울인다. 나는 자연스러운 내 모습을 사랑할 것이다. 나는 내가 참 좋다.

인간은 무엇을 먹도록
설계된 동물일까

2

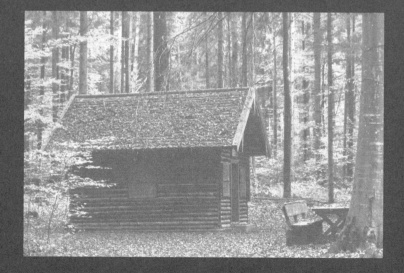

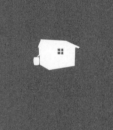

● ● ●
침팬지의 육식비중은 겨우 2%

〈나는 질병 없이 살기로 했다〉의 저자 하비 다이아몬드의 말을 빌리자면, 우리 몸은 반드시 연료가 필요한 기계와 같다. 하비 다이아몬드는 인간의 장기를 자동차에 비유했다. 자동차를 오래 타기 위해서 그 안의 장비들을 새로 갈아주거나 연료를 넣어줘야 하는 것처럼, 인간의 장기들도 속을 깨끗이 청소해주고 좋은 연료(음식)를 넣어줘야 오래 사용할 수 있다는 것이다. 내 몸 속의 장기도 나의 일부였다는 것을 새삼 깨닫게 되는 놀라운 순간이었다. 나는 나의 겉모습만을 사랑했지, 한 번도 내 몸속의 장기들을 아껴줘야겠다는 생각을 해본 적이 없었다. 하기야 몸속의 장기는 병원에 가지 않으면 어떻게 생겼는지 들여다보기도 힘들고, 샤워를 하고 때를 벗기듯이 비누칠을 해줄 수도 없는 노릇이다. 그토록 해로운 음식을 꾸역꾸역 집어넣으면서 내 몸속의 장기에게 그 책임을 물었었다. 나는 왜 이렇게 위가 안 좋은 거야, 나는 유전적으로 남들보다 소화기관이 안 좋나 봐, 우리 집안이 위가 좀 안 좋아. 그렇게 생각했었다.

　　나를 돌아서게 했던 결정적인 요인은, 인간이 육식에 적합하지 않다는 사실이었다. 우리는 흔히 DNA가 인간과 거의 99%나 동일한 대형 유인원(예를 들어 보노보, 침팬지)들이 몸집이 작은 동물들을 종종 잡아먹는 모습들을 보고, 인간도 육식을 하는 것이 당연한 본능이라고 생각한다. 그도 그럴 것이 가까운 원시인들도 도구를 들고 사냥을 했기 때문이다. 그러나 영장류 학자인 제인 구달Jane Goodall은 그녀의 책 〈희망의 밥상〉에서, 침팬지는 잡식동물이지만 원래 과일을 먹는 동물이라고 말한다. 침팬지의 주식은 과일, 씨앗, 꽃, 잎사귀, 줄기 등 식물성 음식이 대부분이다. 그녀가 탄자니아의 곰비 국립공원Gombe National Park에서 관찰했던 침팬지들은 1년에 특정 기간을 두고 개미와 애벌레 같은 곤충이나 작은 동물들을 잡아먹었는데 그 비율은 연간 2% 정도였다. 그마저도 대부분 곤충이며 동물을 사냥하는 일은 흔하게 볼 수 있는 일이 아니었다. 제인 구달은 침팬지도 육식을 한다는 것을 처음으로 밝힌 사람이다. 침팬지들은 자기들끼리 무리를 나누어 인간처럼 전쟁을 일으키기도 했다. 인간 아기가 있으면 잡아가서 먹기도 한단다. 그래서 제인 구달은 그녀의 아이를 실내에서만 놀게 했다. 우리 인간의 본성이 오래전부터 아주 선한 것만은 아니라는 생각이 들었다. 그러나 침팬지들은 신체구조상 육식동물처럼 동물들을 사냥하기가 쉽지 않았고, 오랜 기간 육식을 하지 않아도 건강에 문제가 없었다. 만약 침팬지들이 호모 사피엔스^{Homo} ^{Sapiens}처럼 불을 사용하고 좀 더 세밀하게 언어를 사용할 줄 알았다면 그들도 오늘날 우리가 그러하듯 동물들을 가축화하여 잡아먹었을지도 모른다. 선재 스님의 〈당신은 무엇을 먹고 사십니까?〉에서도 제인 구달의 이야기가 나온다.

나처럼 대부분의 스님들도 얼굴에 맑은 기운이 서려있고 에너지가 넘친다. 곰곰 생각해보면, 채식과 규칙적인 생활습관, 평정을 잃지 않는 마음 덕분이다. 수행자만이 아니다. 침팬지를 연구한 세계적인 동물학자 제인 구달 선생도 비슷한 이야기를 한다. "칠십 넘은 나이에도 전 세계를 돌아다니며 강연을 할 수 있는 것은 젊었을 때부터 해온 채식 덕분이다."라고 했다. (중략) 구달은 '침팬지가 육식을 하고 또 매우 좋아한다'는 사실을 세계 최초로 밝혀냈다. (중략) 그러나 침팬지에게 사냥은 매우 어려운 일이라서 고기를 먹는 일은 흔하지 않다. 육식이 가능한 침팬지이지만 채식으로 연명한다고 볼 수 있는 것이다. 그러나 채식을 한다고 해서 침팬지 몸에 특별한 병이 생기거나 활력이 없거나 하지 않고 대부분 건강했다. 이를 통해 구달은 인간에게도 육식이 절대적이지 않다는 메시지를 전했다.

침팬지보다 더 가까운 우리의 조상 호모 사피엔스의 음식 습관을 살펴보아도 그렇다. 음식과 영양에 대한 과학적 근거와 논문을 바탕으로 최신 영양학 연구결과를 무료로 제공하는 비영리 기관, 뉴트리션 팩츠^{Nutritionfact.og}는 어떤 식품업계로부터도 후원을 받지 않는 곳이다. 후원을 받은 논문과 그렇지 않은 논문들을 비교분석하여 투명한 정보를 제공하는 곳으로 알려져 있다. 뉴트리션 팩츠를 운영하는 미국의 의사 마이클 그레거^{Michael Greger} 박사는 사람들이 인류의 진화를 논할 때 최근 2백만 년 동안의 음식 습관에만 집중하는 것에 의문을 던졌다. 우리의 조상인 호모 사피엔스는 전체 인류 역사상 10%를 차지하는 2백만 년이 아닌, 90%를 차지하는 2천만 년 동안 무엇을 먹고 진화를 했을까? 뉴트리션 팩츠에서 인용한 논문들에 의하면 호모 사피엔스는 진화의 초기에 95%가량의 식물성 음식을 먹어왔다. 구석기 시대의 호모 사피엔스 대변을 분석하자 그들의 섬유소 섭취는 104g이었다. 이는 현대사회에서 미국인의 평균 섬유소 섭취량에 비해 약

6-8배 정도나 더 많은 양이다. 섬유소는 오로지 식물성 음식에만 존재한다. 사피엔스가 가장 쉽게 얻을 수 있는 음식은 침팬지의 경우와 마찬가지로 과일이었다. 먹는 음식에 따라 동물들을 분류할 때, 풀을 주식으로 먹는 동물은 초식동물Folivore, 동물을 주식으로 먹는 동물은 육식동물Faunivore, 그리고 과일을 주식으로 먹는 동물은 종자동물Frugivore이라고도 분류한다. 호모 사피엔스의 음식습관과 신체구조를 분석한 연구원들은 호모 사피엔스가 해부학적으로 침팬지와 비슷한 종자동물과에 속한다고 명확하게 밝혀냈다.

잡식동물의 의미는 무엇일까? 잡식이 가능한 것과 잡식에 적합한 것은 전혀 다른 말이다. 풀만 뜯어 먹는 초식동물도 고기 살점을 잘라서 주면 먹는 경우가 있다. 소는 풀을 먹는 초식동물이지만 오늘날 공장식 사육장에서는 소를 살찌우기 위해 GMO 곡물, 옥수수를 먹이며 심지어는 동물 사체가 갈린 사료도 먹인다. 〈죽음의 밥상〉이라는 책에 따르면 미국에서는 소에게 접시 쓰레기(레스토랑의 고기 찌꺼기), 닭고기와 돼지고기, 닭장 쓰레기(닭똥, 닭의 시체, 닭의 털, 먹다 남은 모이)와 소의 피와 지방이 포함된 사료를 주는 것이 합법이다. 소에게 옥수수 위주로만 먹는 것은 인간이 평생 사탕만 먹고 사는 것과 같다. 초식동물인 소가 잡식을 하고 있는 셈이다. 육식동물인 고양이도 식물을 먹는 경우가 종종 있다. 고양이는 기분전환용으로 캣닢^{Catnip}이라고 부르는 풀을 뜯어 먹기도 한다. 1-2% 혹은 그 이상으로 일반식이 가능하기 때문에 이들도 모두 잡식동물이라고 말할 수 있을까? 인간은 잡식동물로 분류되었고 육식이 가능한 몸을 가지고 있지만, 우리에게 본래 적합한 식단을 떠올린다면 육식을 2% 이내로 현저하게 줄이는 것이 맞다. 그러나 오늘날 우리의 식사는 거의 모든 음식에 동물성 성분이 들어간다.

나는 단순하게 생각하기로 했다. 나의 뭉툭한 송곳니와 둥근 손발톱으로는 풀을 뜯는 토끼의 가죽을 뜯어서 피와 내장을 함께 먹는 것보다, 나무에 달린 사과를 따서 평평한 치아로 잘근잘근 으깨어 삼키는 것이 훨씬 더 자연스럽다. 생각해보면 내가 이제껏 먹어왔던 고기들은 내가 볼 수 없는 도살장에서 비밀스럽게 죽는다. 뼈, 내장, 머리, 발톱, 꼬리처럼 동물의 신체 일부분을 생각하게끔 하는 것들은 모두 버려진 채로 양념과 소금에 절인 후 깨끗하게 요리되어 식탁에 올라온다. 닭에는 발톱이 있는 것이 당연한데 닭발 요리에 닭의 발톱이 나오기라도 하면 사람들은 입맛이 뚝 떨어진다. 그러나 나는 당근 요리에 당근 뿌리나 이파리가 나온다고 해서 불쾌하지 않다. 당근에 뿌리와 이파리가 있는 것은 원래 당연하기 때문이다. 생선의 눈알을 보면 마치 자신을 쳐다보는 것 같아서 휴지로 생선의 얼굴을 가리고 먹는다는 사람의 이야기를 들은 적도 있다.

내가 본능적으로 육식을 좋아하게 태어난 호모 사피엔스라면, 동물의 사체를 여과 없이 보여주는 도살장 영상을 보고 군침을 흘려야 맞다. 그러나 나는 그렇지 않다. 나는 동물인 인간의 피 냄새만 맡아도 놀라는 사람이다. 그리고 아마도 이 책을 읽는 대부분의 사람들 중 사이코패스가 아닌 이상 도살 영상을 즐거워하면서 볼 사람은 없을 것이다. 대신 나는 사과를 따거나 벼를 수확하는 영상을 보고 불쾌감을 가지지 않는다. 나는 그때 느끼는 나의 감정의 차이로 인간에게 무엇이 가장 자연스러운지를 깨달았던 것 같다. 자연주의로 평생을 살아온 헬렌 니어링Helen Nearing은 〈헬렌 니어링의 소박한 밥상〉에서 아래와 같이 말한다. 육식에 대해 이보다 더 정확한 설명은 없을 것이다.

> 인간의 육식은 불필요하고, 비합리적이며, 해부학적으로 불건전하고, 건강하지 못하며, 비위생적이고, 비경제적이고, 미학적이지 않고, 무자비하며, 비윤리적이다.

음식을 호모 사피엔스와 비슷하게 바꾼 이후로는 신체적으로 많은 변화가 생겼다. 나도 남들처럼 평생 건강하다며 스스로 자부하고 살았을 뻔했다. 그러나 어이없게도 완전에 가까운 채식(자연식물식)을 한 이후 뱃살, 변비, 땀 냄새, 얼굴 기름, 피로, 불면증, 두통, 빈혈, 수족냉증, 생리전증후군, 생리통, 독감, 역류성 식도염, 장염, 편도염, 음식 집착, 운동 강박 등, 내가 그동안 사소하게 여겼던 신체적 정신적인 '질병'들이 모두 그리고 완전히 사라졌다. 그렇다고 해서 내가 동물성 음식만 아니면 무엇이든지 다 먹었다는 뜻은 아니다. 채식과는 다른 개념인 자연식물식Whole Food, Plant-Based이라는 용어는 미국의 영양학자이자 코넬대학교의 명예교수인 콜린 캠벨Collin Campbell 박사가 처음으로 주창하고 사용했다. 콩으로 만든 고기, 채식 치즈, 감자튀김, 콜라, 채식 과자, 채식 케이크 등은 자연적인 식품과는 거리가 멀다. 요즘은 세상이 좋아져서 동물성 음식을 넣지 않아도 못 만드는 것이 없고 고기, 계란, 치즈의 맛과 거의 흡사한 식물성 대체식품들이 많다. 그러나 그런 것들은 대부분 식물성 오일, 정제설탕, 정제소금, 트랜스 지방 등이 가득하다. 원래 인간이라는 종(種)이 먹도록 디자인된 음식이 아니다. 원시인들이 유제품, 설탕, 즉석냉동식품들을 먹으면서 진화하지 않았다는 것은 너무도 당연하다.

　　나는 가공되지 않은 자연식품 그대로를 먹기로 했다. 현미를 도정하면 백미가 된다. 통밀을 도정하면 흰 밀가루가 된다. 과일을 가공하면 과일주스가 된다. 가능한 가공하지 않은 자연적인 음식을 먹자는 것이 자연식물식이다. 정제설탕과 정제소금 대신 비정제 원당과 천연소금, 향신료 등을 이용하여 요리한다. 식물성 기름(참기름, 올리브 오일, 해바라기씨유, 포도씨유, 코코넛 오일 등) 대신 물과 채수(채소를 우린 물)로 요리한다. 그렇게 나의 식단은 현미밥 같은 통곡물, 고구마와 감자와 옥수수 같은 구황작물, 다양한 제철과일과 채소들, 콩류, 견과류, 씨앗류, 해조류, 다양한 향신료, 천연소금 등으로 이루어졌다. 쉽게 생각하면 사찰 음식과 꽤 비슷하고 우리 선조들이 먹었던 고봉밥에 소박한 나물반찬 몇 가지와 비슷하다. 현미밥에 양파 장아찌, 쌈채소와 오이고추, 두부와 애호박, 양파, 고추 등을 넣고 끓인 맑은 된장국, 제철과일 같은 것이 나의 주 식사가 되었다. 스님들이 절에서 먹는 사찰음식에서 흰밥과 식물성 기름을 현미밥과 물로 대체하면 그게 자연식물식이다.

●●●
코끼리가 풀만 먹어도 살찌는 이유

"코끼리가 풀만 먹어도 살찌는 이유는?"

흥미로운 질문이다. 예전 같았으면 '그러게, 역시 뭐든지 많이 먹으면 살쪄!'라고 대답했을 것이다. 그러나 지금은 좀 다르다. 코끼리는 뚱뚱한 동물일까? 코끼리는 육지에 사는 동물 중 가장 큰 동물로, 코끼리 새끼 자체가 이미 100-140kg 정도다. 코끼리는 일생 동안 계속 자라기 때문에 계속해서 몸집이 커지며 수명은 60년-70년 정도다. 원래 몸집이 크게 태어나고, 그에 맞는 양의 풀을 먹게 설계된(진화된) 코끼리에게 과연 뚱뚱하다고 말할 수 있을까?

'코끼리는 풀만 먹어도 살쪄요'라는 말은 다이어트 업계에서 주로 쓰는 말이다. 이런 말을 하는 헬스 트레이너와 다이어트 전문가들을 쉽게 만나볼 수 있다. 대부분 사람들은 날씬한 몸을 갖기 위해서 반드시 적게 먹고 많이 운동해야 한다고 믿기 때문에, 아무리 살이 안 찐다는 풀도 많이 먹으면 코끼리 같은 덩치를 갖게 될 것이라는 무서운 예시를 들곤 한다. 원래 몸집이 큰 동물에게 뚱뚱하다고 뭐라고 한다면 원래 코끼리의 모습은 어떠해야 맞는 것일까? 이것은 마치 기린의 목이 왜 길쭉한지, 원숭이는 왜 팔다리가 말랐는지, 돼지는 왜 그렇게 뚱뚱한지를 탓하는 것과 같지 않을까?

코끼리는 그냥 코끼리로 태어났다. 태어나 보니 이렇게 덩치가 컸고, 이 덩치에 맞는 풀을 먹게 되었다. 야생에 사는 코끼리 중 비만 코끼리는 단 한 마리도 없다. 인간의 눈에는 비만으로 보이지만 말이다. 야생에 사는 모든 동물들이 그러하다. 코뿔소는 원래 코뿔소의 크기만큼, 사슴은 원래 사슴의 크기만큼, 사자는 원래 사자의 크기만큼, 토끼는 원래 토끼의 크기만큼 말이다. 먹어야 하는 음식을 먹고, 배가 부를 때까지, 필요한 양만큼 먹는다. 서로 생김새가 다르고 약간의 몸무게 차이는 나겠지만 근본적으로 비만인 야생동물은 찾아볼 수가 없다. 먹을 것이 없어 마른 동물들은 있어도 평소 먹는 것보다 과식을 하거나 폭식을 해서 뚱뚱한 야생동물은 단 한 마리도 없다. 유독 뱃살이 심하고,

유독 팔다리에 지방이 붙은 야생 얼룩말은 한 마리도 없다. 얼룩무늬가 조금씩 다를 뿐, 체형은 똑같다. 얼룩말은 얼룩말이다.

그렇다면 인간은 원래 어떤 체형을 가지고 있을까? 인종마다 생김새가 다르고 체형이 조금씩 다른 것은 사실이다. 예를 들면 대체적으로 아시아인보다 서양인의 키가 더 크다. 그러나 모두 인간이라는 종의 큰 범주에 속한다. 긴팔원숭이, 비비 원숭이, 개코원숭이, 일본원숭이 등이 있지만 결국은 원숭이라는 종에 속하는 것처럼 말이다. 체중에도 '정상체중' 이라는 것이 있듯이, 인간이 원래 자신의 키에 적합한 몸무게를 가지는 것은 정상이다. 흔히들 박물관이나 과학 실험실에서 볼 수 있는 인체 모형을 떠올려보면 팔다리에 적당히 마른 근육이 붙어있고 뱃살은 없다. 뚱뚱한 사람을 고려하기 위해 일부러 뱃살만 강조한다거나 상체비만이나 하체비만을 강조한 모형은 없다. 인간은 본래 코뿔소처럼 우락부락한 근육질의 몸이 아니다. 어른들이 보기 좋아하는 토실토실한 몸도 아니다. 원래 우리 인간은 탄탄하고 날씬한 체형을 가졌다. 야생동물들도 떠올려보자. 우리는 야생동물을 그릴 때 지나치게 마른 코끼리, 지나치게 뚱뚱한 사자, 근육이 하나도 없는 코뿔소를 그리지 않는다. 각 동물들은 본래 그들이 가져야 할 정상적인 체형이 있다. 야생동물들은 모두 정상체형을 가지고 있다. 그러나 유독 인간과 사육당하는 동물만 몸무게의 범위가 넓다.

그런 점에서 비만인구가 갈수록 늘어난다는 것은 심각한 문제다. 원래 늘씬한 체형이어야 하는 인간이 비만하다는 것은 뭔가 잘못되었다는 것이다. 1985년부터 2010년까지의 미국 비만 인구를 지역별로 조사한 자료를 보면, 미국 인구 중 1/3이 비만이다. 70%는 과체중이고 오로지 30%만이 정상체중이다. 2005년 즈음부터 갈수록 체질량지수^{BMI}가 높은 인구들이 많아졌고 2010년은 거의 대부분이 과체중이었다. 아동 당뇨와 비만, 성조숙증도 급증하고 있다. 아시아 국가들도 육류, 유제품, 정제 탄수화물, 기름, 설탕 같은 서구식 음식습관을 따르고 비만율이 증가했다.

사람만 비만한 것이 아니다. 사료를 먹는 반려동물들도 주인이 주는 음식에 따라 몸무게가 달라진다. 풀을 먹어야 하는 가축들에게 옥수수와 곡물을 주면 소, 돼지, 닭들은 비정상적으로 단기간에 살이 찌고 병에 걸린다. 공장식 축산으로 키운 닭의 경우에는 35일 만에 항생제가 들어간 사료 복용으로 3kg까지 살이 찌고 치킨이 되기 위해 생을 마감한다. 자연적인 상태라면 그 정도의 무게까지는 96일이 걸린다. 한국의 공장식 축산과 개농장에서 직접 일을 해본 한승태 작가는 〈고기로 태어나서〉라는 책에서 아래와 같이 기록했다.

오후에 하림 직원이 와서 계사를 둘러보고 갔다. 본사에서는 대개 22, 23일 경일 때 점검을 나오는데 그는 사장에게 닭 자라는 속도가 이번엔 좀 느린 것 같다고 했다. 이 시점에서 닭의 체형은 거북선과 유사하다. (중략) 몸은 닭인데 머리는 아직 병아리다. 사람으로 표현해보자면 몸은 스테로이드를 잔뜩 주사해 풍선처럼 불린 보디빌더인데 얼굴은 아직 사춘기도 되지 않은 소년인 꼴이다. 머리는 수십 년에 걸친 품종 개량의 성과와 그동안 섭취한 성장 촉진제의 효과가 드러나는 부위가 아니기 때문에 차이가 생기는 게 아닌가 싶다. 즉, 머리는 정상적인 속도로 자라고 있는 반면 목 아래로는 자연 상태보다 수십 배 빠른 속도로 크고 있는 셈이다.

공장식 축산에 대해 폭로하는 여러 다큐멘터리에서 본 닭들은 단기간에 살이 쪄서 자신의 몸무게도 제대로 지탱하지 못한다. 겨우 뒤뚱거리거나 대부분을 땅에 주저앉아 시간을 보낸다. 이것이 정상일까? 우리가 먹는 치킨이 시골의 할머니 댁에서 볼 수 있는 늘씬하고 평화로워 보이는 닭들이라고 생각해서는 안 된다. 몸집은 닭이지만 삐약삐약 병아리 소리를 낼 때 치킨으로 도살당하는 것이다.

집에서 키우는 반려동물들도 비만이 많다. 주인의 사랑을 듬뿍 받고 잘 먹은 비만 고양이는 귀엽긴 하지만 정상은 아니다. 이들이 살이 찌는 이유는 활동량이 유독 적어서일까? 너무 많이 먹어서일까? 그러나 야생동물들은 배가 고프면 배가 부를 때까지 양 조절을 하지 않고 마음껏 먹는다. 오늘 하루 얼마나 섭취해야 적당한 양인지 저울로 재지 않으며, 칼로리 계산도 하지 않으며, 살을 빼기 위해 일부러 달리기를 하지도 않으며, 다이어트 보조제를 먹지도 않는다. 그냥 먹어야 하는 음식을 먹을 뿐이다. 그럼에도 비만하고 아픈 야생동물은 단 한 마리도 없다.

비만과 질병과의 상관관계는 꽤 높은 편이다. 오늘날 현대인들은 많이 먹는다. 아주 많이 먹는다. 코카콜라 회사로부터 보조금을 받은 연구원은 21세기에 건강을 위협하는 가장 큰 요소로 '신체활동이 없는 것'을 1위로 꼽았다. 코카콜라의 보조금을 받았으니 '먹고 마시는 것이 문제'라는 결과를 낼 수 없었을 것이다. 이해한다.

그러나 식품회사의 지원을 받지 않은 연구들의 결과는 달랐다. 실제로 '비활동성으로 인한 사망'은 미국의 경우 5위 정도에 불과했다. 전 세계적으로 보면 비활동성으로 인한 사망은 10위 정도에 불과하다. 사실 꼭 현대인들이 비활동적이라고 단정짓기도 어렵다. 낮에는 앉아서 일하지만 저녁에는 헬스장, 필라테스, 복싱, 수영, 요가 등을 취미나 다이어트 목적으로 하는 사람들도 늘어났기 때문이다. 가공식품 산업과 비만에 대한 다큐 'Fed Up'에서도 피트니스 산업의 급증으로 사람들의 활동량이 갈수록 늘고 있지만 동시에 비만율도 계속 증가한다는 사실을 보여준다. 아이러니한 일이다.

건강을 위협하는 가장 큰 요소 1위는 당연히 '음식습관'이었다. 물론 음식습관만 바꾼다고 모든 병으로부터 자유로운 것은 아니다. 마찬가지로 운동만 한다고 모든 병으로부터 자유로운 것도 아니다. 결국 현대인들이 자꾸 살이 찌는 이유는 '살찌는 음식'에 탐닉하기 때문이다. 비만을 해결하려면 활동량도 활동량이지만 과식을 안 하는 것, 살이 찌는 음식을 먹지 않는 것이 효과적이다.

우리는 알게 모르게 활동량을 강조하는 식품광고를 많이 접한다. 운동을 열심히 한 아이들이 집에 돌아오면 부모는 설탕이 듬뿍 들어간 오렌지 주스나 탄산음료, 초코우유 따위를 깨끗한 잔에 따라서 아이에게 준다. 공중보건 변호사인 미쉘 사이먼 Michele Simon은 식품산업이 광고를 만들 때 소비자의 주의를 분산시키는 전략을 쓴다며 경고했다. 이런 광고를 통해 사람들은 음료를 너무 많이 마시는 문제에서 운동을 해야 한다는 것으로 주의를 돌리게 된다. 먹고 싶은 것은 마음껏 먹고 운동만 열심히 하면 다 해결된다는 것이다. 차라리 적당히 먹고 적당히 운동한다면 얼마나 좋을까 싶지만 우리는 그렇게 하지 않는다.

　나도 식탐이 많던 사람 중 하나였다. 그러나 동시에 살도 찌고 싶지 않았다. 그래서 내가 선택한 것은 많이 먹고 많이 운동하는 것이었다. 그러나 운동만 매일 주구장창 하거나 태생적으로 마른 체질이 아닌 이상 어마어마한 양을 먹고 그만큼 살을 빼는 것은 무리다. 나는 그 당시 2개월 만에 약 4-5kg 가량이 쪘고, 어르신들이 보기에 '건강한 몸'이 되었다. 운동을 많이 해도 근육이 지방에 묻혀서 육중해 보였다. 결국 먹는 것을 포기했다. 먹는 양을 제한하기로 했던 것이다. '코끼리는 풀만 먹어도 살쪄요'라는 말에 나도 넘어갔다. 그러나 무엇이 인간의 몸에 가장 잘 맞는 식단인지 알게 된 이후로는 배불리 먹어도 살이 찌지 않게 되었다.

　야생동물처럼 배가 고프면 먹고, 배가 부르면 그만 먹는 것. 그것은 동물이 살아가기 위해서 당연히 필요한 본능이다. 그러나 오늘날 호모 사피엔스가 배가 불러도 끊임없이 먹는 이유는 먹는 음식 자체가 과식을 부르는 음식이기 때문이다. 전 미식품의약국 국장인 데이비드 A 캐슬러David A. Kessler는 그의 책 〈과식의 종말〉에서 식품산업이 어떻게 소비자의 입맛을 조종하는지 폭로하고 있다. 과식을 부르는 재료는 지방, 설탕, 소금이다. 이 3가지가 적당히 혼합된 음식을 먹으면 필요한 양보다 더 많이 먹게 된다고 한다. 쉬운 예로 피자, 햄버거, 감자칩, 케이크, 초콜릿

칩쿠키, 아이스크림, 치킨 등을 들 수 있다. 짭짤하고 단 과자봉지를 뜯으면 나도 모르게 과식하기가 쉽다. 그러나 사과, 딸기, 시금치, 단맛이 거의 없는 100% 호밀빵, 삶은 고구마, 찐 단호박으로 과식하기는 쉽지 않다. 심리적인 문제가 아닌 이상 배부름을 넘어서서 배가 찢어질 정도로 꾸역꾸역 사과를 입에 쑤셔 넣는 사람은 없다. 존 맥두걸^{John A. Macdougall} 박사는 그의 책 〈맥두걸 박사의 자연식물식〉에서 우리의 음식이 과거에 비해 얼마나 많이 변해왔는지를 아래와 같이 설명하고 있다.

> 인류학자들에 의하면 3만 5천 년 전 우리 인류의 직접 조상인 호모 사피엔스는 통곡물과 채소, 그리고 딸기와 같은 과일을 주식으로 했다. 우리 조상 이전의 직립원인(현생인류의 직접 조상이 아닌)인 호모에렉투스의 뼈를 분석해본 결과 거의 대부분 육식을 했는데, 30살 이상 산 경우가 거의 없었다. 그 이후에 나타난 현생인류인 호모 사피엔스는 과일과 채소를 채집하거나 농사를 통해 거둔 통곡물을 주식으로 했다. 고기, 생선, 계란, 우유와 같은 동물성 음식은 주식이 부족할 때 아주 가끔씩 무엇을 축하하거나 기념하는 때를 위해서 조금씩 저장해둘 뿐이었다. 이러한 음식습관이 인간의 건강과 날씬한 몸매를 계속 유지시켰음은 물론이다.

그러나 미국과 유럽의 공장식 축산시스템을 통해 소고기
와 돼지고기, 닭고기와 각종 유제품이 무한정으로 쏟아지게 되었
다. 또한 각종 기술이 발달함에 따라, 냉장시스템과 화학적 보존
법 및 운송시스템을 통해 과일과 각종 농산물까지 전 세계 곳곳
으로 이동을 가능하게 했다. 이 때문에 인류역사상 듣지도 보지
도 못한 각종 음식이 생겨나게 되었으며, 우리는 이제 '무엇을 먹
을 것인가' 하는 심각한 고민에 빠져들게 된 것이다.

•••

늙는다고 모두 병드는 것일까?

　　장수하는 몇 명의 사람들이 아니라 '장수집단'들이 무엇을 먹고 어떻게 사느냐를 관찰하는 것도 건강한 라이프 스타일을 선택할 때 도움이 된다. 100세 이상 장수하는 장수촌을 보면 모두 통곡물, 과일, 채소, 견과류, 씨앗, 콩 등 자연식물식 위주의 식사를 한다. 생선을 포함한 육류 섭취는 10%가 안 된다. 유제품을 즐겨 먹는 지역도 있는데 전체 식단 중 30% 이내다. 지역에서 생산한 유기농 식재료와 정제되지 않은 거친 음식들을 먹으며, 공장 음식은 즐겨 먹지 않는다. 심장질환으로 인한 사망률이 극히 적거나 아예 없는 지역으로는 파푸아 뉴기니, 중국의 산간 지역, 일본의 오키나와를 꼽을 수 있다. 파푸아 뉴기니 사람들은 고구마를 즐겨 먹는데 전체 칼로리 섭취의 90%가 고구마일 정도다. 고기는 거의 섭취하지 않고 심혈관질환도 거의 가지고 있지 않다. 파푸아 뉴기니의 해변에 사는 사람들은 50-70%를 고구마, 감자와 같은 뿌리식물을 먹고 나머지는 생선과 코코넛, 과일을 먹는다. 그들은 식물성 기름과 설탕, 가공식품은 거의 먹지 않는다.

1949년, 오키나와 사람들 2,279명을 대상으로 조사한 연구에서도 그들은 96% 가까이를 채식으로 먹었다. 그중에서도 주로 자색 고구마를 즐겨 먹었다. 육류, 생선, 달걀, 유제품 섭취는 각각 1%로 총 4%만을 차지했다. 96%의 식물성 음식 중 설탕, 기름, 술과 같은 가공식품은 6%를 차지할 뿐이다. 나머지는 모두 자연 상태의 음식이다. 일본인과 미국인, 오키나와 사람들을 서로 비교했을 때 오키나와 사람들은 관상동맥질환, 전립선암, 유방암 등 모든 질병에서 사망률이 매우 낮았다. 특히 관상동맥질환으로 인한 사망률은 미국인보다 남성은 약 6배, 여성은 약 11배 정도나 낮다. 미국인의 관상동맥심장질환 사망률은 그래프를 뛰어넘을 정도로 높지만, 오키나와 사람들은 비교도 안 될 만큼 현저하게 낮았다. 그들이 특별한 유전자를 가졌기 때문일까? 정답은 음식에 있었다. 그들의 식단은 비타민C, 비타민E, 카로티노이드, 플라보노이드와 같은 항산화성분이 풍부했다. 그러나 오키나와에도 KFC와 같은 패스트 푸드점이 들어서고 서구식 음식습관이 점령하게 되자 질병률과 비만, 여드름 환자가 급증했다. 오키나와의 장수촌은 이제 옛말이 되었다. 음식습관이 건강에 큰 요인을 차지한다는 것은 부정할 수 없는 사실이다

사람이 나이가 들어서 아픈 것은 당연한 것이 아니라는 걸 알았다. 오늘날 사람들은 대부분 늙으면 병이 들기 때문에 그것이 인간의 자연스러운 '노화현상'이라고 착각한다. '늙으면 병이 든다'고 말하는 사람들이 어떻게 먹고 살았는가를 관찰해보시라. 그들은 모두 비슷한 습관을 가지고 살기 마련이다. 맵고 짜고 기름진 음식을 좋아하는 습관, 설탕이 듬뿍 들어간 음료를 물처럼 마시는 습관, 고기가 없으면 밥을 안 먹는 습관, 채소와 과일은 입에도 대지 않는 습관, 현미밥보다 흰밥을 좋아하는 습관, 운동을 게을리하는 습관, 스트레스를 묵혀두고 방치하는 습관, 담배와 술을 즐겨 하는 습관 등등.

반면 장수촌의 사람들은 현대인들이 가지고 있는 질병이 드물다. 나이가 들어서 피부는 쭈글쭈글해지고 흰머리는 생기지만, 늙었다는 이유로 살이 찌고, 뼈가 약해지고, 암에 걸리고, 혈압이 높아지고, 당뇨에 걸리고, 치매에 걸리지 않는다. 그것은 노화현상이 아니라 '오랫동안의 안 좋은 생활습관의 결과'일 뿐이다. 예전에는 이런 현상들이 피할 수 없는 운명이라고 생각했다. 늙어서 치매에 걸리는 것도 어쩔 수 없다고 생각했다. 그러나 우

리가 치매나 알츠하이머에 걸리는 원인 중 하나도 바로 혈관이다. 뇌까지 혈액 공급이 제대로 안되기 때문이다. 대부분의 병들은 결국 혈관병이라고 볼 수 있다. 이는 저지방 자연식물식 위주의 식사로 충분히 예방 가능하며 치유할 수 있는 병이다. 뉴트리션 팩츠를 운영하는 의사 마이클 그레거 박사의 책 〈의사들의 120세 건강비결은 따로 있다〉How Not To Die에서도 이 부분에 대해 잘 설명해주고 있다. 이 책은 논문 주석이 작은 글씨로 거의 100페이지를 채우고 있을 만큼 과학적 근거자료가 풍부하다.

사람들은 일반적으로 동맥경화를 심장질환으로 생각하지만 '질병적인 면은 사실 인체 전체와 관련 있다'라고 묘사되고 있다. 우리 몸은 뇌를 포함해 모든 기관에 혈관이 있다. 1970년대 '심장성 정상 치매' 개념이 처음 등장했다. 노화된 뇌는 산소 부족에 극도로 민감해 적절한 혈류가 부족해지면 인지력 감퇴로 이어지기 때문이라는 추측에서 비롯된 것이다. 이제 우리는 죽상동맥경화증이 알츠하이머병과 관련 있다는 강력한 증거를 갖게 되었다. (중략) 과학자들은 4년 동안의 연구로 뇌동맥의 막힌 정도가 가장 낮은 사람들은 인지기능과 일상생활 능력이 안정적으로 유지되었음을 알아냈다. 한편, 대동맥이 많이 막혀 뇌 기능이 상당히 악화된 환자들과 플라크가 최고로 많이 쌓여 뇌 기능이

급속히 상실된 환자들은 알츠하이머병이 완전히 진행될 가능성이 2배 높았다. 그래서 과학자들은 '뇌 혈액 공급이 부족하면 뇌 기능에 심각한 결과를 초래한다'라고 결론지었다.

짧고 굵게 살고 싶다는 사람들도 많다. 그렇게 말하는 사람들은 아프지 않으면서 누릴 것을 모두 누리고 일찍 죽는 것을 바란다. 그러나 세상은 꼭 그렇게 흘러가지는 않는다. 똑같은 씨앗을 뿌려도 적절한 햇빛과 물을 주지 않으면 결국 말라비틀어져 죽고 만다. 여기서 적절한 햇빛과 물이란 음식, 운동, 건강한 인간관계, 수면, 마음관리 등이다. 노년을 병실에서 보내고 싶은 사람은 없다. 건강은 돈 주고도 살 수 없다. 평균 수명이 100세가 넘는 시대에 아프면서 오래 살기까지 한다면 차라리 일찍 죽는 것이 나와 내 가족들에게 좋을지도 모르겠다. 그러나 생활습관을 바꾸는 것으로 건강한 노후를 어느 정도 보장할 수 있다면 젊을 때부터 자신이 먹는 것을 돌아볼 필요가 있고, 또 그만한 가치가 충분하다. 우리 몸 염색체의 끝 부위에는 텔로미어Telomere라는 덮개가 있는데 이 덮개는 염색체가 닳아서 수명이 줄어드는 것을 막는다고 한다. 술, 담배, 해로운 음식습관을 가지면 텔로미어의 손실 속도가 빨라지는 반면 금주, 금연, 항산화 물질이 많은 자연식물식 위주의 음식습관을 가지면 텔로미어 길이가 더 늘어나기까지 한다. 즉 건강한 생활습관을 가지면 세포 노화를 막고 수명을 연장시키는 것이 가능하다는 것이다.

특히 음식에 대한 습관은 어릴 때부터 길들여지기 때문에 스스로 바꾸고자 노력하지 않으면 평생 비슷한 입맛대로 산다. 어릴 때부터 자극적인 것을 좋아하면 나이 들어서도 자극적인 것을 좋아한다. 그리고 그 입맛이 형성되는 데에는 부모의 역할도 크다. 부모의 음식습관이 곧 자녀의 음식습관이 되기 때문이다. 사찰음식을 연구하고 그 이점을 널리 교육하시는 선재 스님은 〈당신은 무엇을 먹고 사십니까〉에서 아이들의 음식습관에 대해 이렇게 지적했다.

아이들에게 좋아하는 음식이 뭐냐고 물으면 한결같이 달고 기름지고 맵고 자극적인 음식들의 이름을 댄다. 왜 아이들은 순하고 맑은 음식은 '맛없다' 여기고, 달고 기름지고 자극적인 음식은 '맛있다'라고 느낄까. 가끔 엄마들에게 제철채소 반찬을 아이 밥상에 올리라고 하면 "우리 아이는 원래 안 먹어요"라고 답한다. 과연 아이들의 입맛은 '원래' 그런 것일까. (중략) '우리 아이는 원래 안 먹어요. 단 걸 좋아하고 고기만 먹어요' 하면서 아이들의 입맛을 그렇게 길들이는 것이다. 처음부터 음식에 대한 이해와 다양한 맛을 맛보게 하지 않고, 그저 '맛있다'고 하는 음식을 별생각 없이 아이들에게 먹이는 것이다. 아이들은 부모가 생각하는 것처럼 태어날 때부터 튀긴 닭을 좋아하고 매운 맛을 좋아한 것은 아니다.

건강에 있어서 음식습관이 전부라는 말을 하고 싶지는 않다. 의심에 가득 찬 채 건강한 음식을 억지로 먹느니 행복한 마음으로 맥주와 치킨을 먹는 사람이 더 건강할 수도 있다. 아무리 몸에 좋은 음식을 먹는다고 한들 정신적인 스트레스가 심하거나 환경적으로 악조건인 곳에서 산다면 건강한 사람도 병이 날 것이다. 하지만 정신적인 스트레스를 논하기 위해서는 결국 음식이 거론될 수밖에 없다. 설탕, 치킨, 삼겹살, 피자, 케이크를 먹으면서 정신적 성숙함과 건강함을 얻을 수 있다고는 생각하지 않는다. 고통받고 자란 남의 살에 욕심내면서 정신적으로 평온해질 수 있다고 생각하지 않기 때문이다. 환경적으로 고기를 주식으로 먹을 수밖에 없는 과거의 히말라야 산맥의 라다크^{Ladakh} 사람들은 가족처럼 키우던 가축을 먹을 때 신에게 용서를 구하고 먹었다. 살생을 해야 한다면 여러 마리를 죽이기보다 덩치가 큰 한 마리를 죽여서 나눠 먹었다. 물고기는 사람들을 배불리려면 너무 많이 죽여야 하므로 먹지 않았다. 오늘날 공장식 축산에서 고통받고 죽은 동물을 먹는 현대인들과는 달랐다. 요즘 사람들은 대부분 쉽게 화를 내고, 충동적이고, 공격적이며, 자극적인 것을 좋아한다. 우울했다가 기뻤다가 감정의 기복이 크다. 왜 화가 나는지도 알지 못한다. 하지만 라다크 사람들은 마음이 여유로우며 건강했다. 그들은 화내고 싸우는 법을 몰랐다.

나는 종교인은 아니지만, 수행자들이 자연식물식 위주의 식사를 하는 것은 어쩌면 당연한 일이라 생각한다. 먹는 것이 기본적으로 건강해야 생각도 차분해지는 법이다. '내가 먹는 것이 곧 나 자신'이라는 말을 참 좋아한다. 어렵고 심오한 뜻이 담긴 말이 아니다. 곧이곧대로 해석하면 된다. 내가 먹는 것이 곧 나 자신이다. 채식과 미니멀리즘을 지향했던 헨리 데이빗 소로Henry David Thoreau는 불멸의 고전이라 불리는 〈월든〉에서 이렇게 말한다. 이 책은 19세기에 쓰였으나 250여 년이 지난 오늘날의 사람들에게도 똑같이 적용되는 문장들로 넘쳐난다.

육식에 대한 거부감은 경험의 결과가 아니고 일종의 본능인 것이다. 검소한 생활을 하고 검소한 식사를 하는 것이 여러 가지 점에서 더 아름답게 생각되었다. 완벽하게 해낸 것은 아니지만 나는 나의 상상력을 만족시키기 위하여 나름대로 할 만큼은 했다. 자기의 고매한 능력, 시적인 능력을 진정 최고의 상태로 유지하려고 하는 사람은 육식을 특히 삼가고 어떤 음식이든 많이

먹는 것을 피하는 경향이 있음을 나는 알고 있다. (중략)

나의 식사 취향과 관계없이 인류가 점점 발전함에 따라 육식의 습관을 결국엔 버리게 될 것이 인류의 운명임을 나는 조금도 의심하지 않는다. 그것은 야만족들이 비교적 개화된 민족들과 접촉하게 되면서 서로를 잡아 먹는 식인습관을 버린 것만큼이나 확실하다.

●●●

건강하게 먹어도 아픈 사람들

자기 자신을 100% 사랑할 수 있는 사람은 몇이나 될까? 음
식습관을 바꾸려고 하는 사람들 중에 더 좋은 외모를 갖는 것이
목적인 사람들이 더 많을 거라고 생각한다. 그렇지 않고서야 자
연식물식을 하면서도 매일 몸무게를 재고, 먹는 양을 계산하고,
억지로 바나나만 먹고, 억지로 소금을 끊겠는가. 여드름도 마찬
가지다. 자연식물식을 하면 피부가 좋아진다고 이구동성으로 이
야기하기 때문에 음식만 바꾸면 기적적으로 여드름이 다 사라진
다고 기대하다가 허탈해하시는 분들도 있다.

외모가 좋아야 기분이 좋아지는 것일까, 아니면 기분이 좋
아야 외모가 좋아지는 것일까? 애초에 외모와 나의 기분을 엮는

것이 자연스러운 것이 아니라는 깨달음을 나는 갖게 되었다.

나는 염증의 근본적인 원인을 없애고 좋은 피부를 갖기 위해 생활 속에서 화학제품들(기초화장품, 선크림, 비비, 색조 화장품, 샴푸, 바디샤워, 계면활성제 등)을 모두 끊었고 물로만 씻었다. 비건 가공식품과 식물성 오일도 먹지 않는 자연식물식을 했다. 처음에 화장품을 끊은 뒤 명현현상으로 여드름이 엄청나게 올라왔다. 그러나 시작한 것을 후회는 안 했다. 느리지만 꾸준히 물 세안을 하니까 피부가 전보다 편하고 건강한 느낌이 들었고 처음보다 염증도 줄어들었다. 그러나 '여드름 질량보존의 법칙'처럼 꾸준한 염증과 새로 생긴 여드름 자국은 스트레스로 남아있었다. 거기에 다른 고민들이 겹치면서 내 피부는 다시 심해지는 듯했다. 그럴수록 나는 더욱더 피부에 집착하기 시작했다. 대체 무엇을 해야 내 피부가 좋아질까? 남들은 물 세안과 자연식물식으로 피부가 금방 좋아지는데 왜 나는 아직도 좋아지지 않을까? 처음에는 회복 기간 평균 1년을 잡고 끝까지 해보자고 했던 물 세안인데 이런 생각들이 겹치니까 마음은 더 조급해지고 부정적인 생각으로 꽉 차게 되었다. '남들은 물 세안과 자연식물식을 하고 빨리 좋아지는데 나는 왜?', '채식하는데 피부가 이래서 어떡하나?', '남들이 나를 뭐라고 생각할까?', '나는 너무 추해', '이런 꼴로 사람들을 만나긴 싫어', '내 피부가 괜찮아지긴 할까?', '언제까지 버텨야 할까?'

고민 끝에 자연치유하시는 피부과 선생님을 찾아갔다. 그
분도 나처럼 물로만 씻으시고 채식을 하신다기에 믿고 갔다. 약
은 되도록이면 쓰지 않는 분이시다. 내가 선생님께 답답함을 호
소하며 말했다. '다른 분들은 저처럼 먹고 화장품을 다 끊으면 피
부가 빨리 좋아지던데, 저는 왜 이러죠?' 대답은 단순했다. 그런
마음 때문에 여드름이 난다고 하셨다. 피부에 신경 쓰고 싶지 않
으면 산속에 가서 유기농 풀 뜯어 먹고 스님처럼 살든가, 도시에
서 마음관리를 하라고 했다. 처방으로 약이나 피부관리가 아닌
명상, 수면, 세안 방법, 먹는 방법에 대한 조언을 받았다. 제일 중
요한 것은 나의 마음이었다. 남들과 나를 비교하면서 억압하지
않는 마음, 불안해하고 조급해하지 않는 마음, 나 자신을 미워하
지 않는 마음, 바로 그런 것들이었다.

"Looking good is not a prerequisite for feeling good.
You got to feel good first and then naturally you're gonna look
badass."

좋은 외모는 좋은 기분의 전제조건이 아니다. 당신의 기분
이 먼저 좋아지면 멋진 외모가 저절로 드러날 것이다.

아무리 좋은 음식을 먹고 좋은 치료를 받아도 마음이 건강

하지 못하면 우리 몸에 분명히 악영향을 끼친다. 그리고 그것은 우리 외모에도 그대로 드러난다. 모든 것은 저항력 때문이라고 한다. 스트레스 상황에 놓였을 때 내가 거기서 벗어나려고 발버둥치고, 두려워하고, 신경을 쓰면 거기에 대한 저항으로 우리 몸은 스트레스 호르몬인 코르티졸^{Cortisol}을 분비한다. 상태는 더 심각해진다. 배출기관인 우리 피부는 스트레스를 포함한 모든 독소들을 밖으로 내보내려고 한다. 진정 피부의 건강을 생각한다면 화학물질을 얼굴에 바르고 가리는 것이 아니라 안 쓰는 것이 맞다. 따라서 처음에 화장품을 끊고 물 세안을 하면 그동안 쌓인 화장독과 망가진 피부 장벽으로 인해 염증이 엄청나게 배출되는 것이다. 평소에 피부관리나 화장품 사용이 적었던 사람들은 나올 것이 없어서 금방 회복된다. 나 같은 경우는 오랜 피부관리와 스트레스, 잘못된 생활습관이 같이 겹쳐서 염증이 계속 낫지 않았던 것으로 볼 수 있다. 이때는 주변에서 남들이 좋은 말을 해줘도 스스로 좋은 생각을 하지 않으면 하나도 도움이 되지 않는다. 스스로 부정적인 믿음을 가진 채로 겉으로만 '난 괜찮아. 나는 완벽해질 거야. 나는 보기 좋아'라고 생각하는 것은 가짜 믿음이기 때문에 오히려 스트레스를 부른다. 이것은 여드름뿐만 아니라 다른 건강문제에도 적용된다.

　　몸매에 스트레스가 없는 사람들은 몸매에 신경을 안 쓴

다. 뱃살이 좀 늘어도 우울해하지 않으며 먹고 싶은 음식을 먹고 행복해한다. 몸무게도 재지 않는다. 칼로리 계산도 없다. 그럼에도 날씬하다. 내가 보기 좋은 체형을 쉽게 유지하는 이유는 식단도 크지만, 체형에 더 이상 신경을 쓰지 않는 내 마음의 영향도 큰 것 같다. 분명 나랑 같은 키에 똑같은 식단으로 먹고 활동해도 몸무게에 신경을 지나치게 써서 살이 잘 안 빠지시는 분이 있을 것이다. 피부에 스트레스가 없는 사람들은 피부에 신경을 안 쓴다. 여드름 한 개가 나도 우울해하지 않으며 화장품도 안 쓰거나 관리도 따로 받지 않는다. 그럼에도 피부가 좋다. 그러나 나의 경우 피부에 신경을 쓰면 쓸수록 회복이 느려지고 오히려 더 심해졌다.

대개 자연식물식으로 소화가 안되거나 몸이 여전히 안 좋아서 고생하시는 분들을 보면, 평소 스트레스 상황에 노출되어 있음에도 '어쩔 수 없어'라며 그대로 방치한다. 눈치, 불안, 초조, 인내심 부족, 자괴감, 죄책감, 짜증, 분노, 미움의 감정이 있어도 근본을 해결하지 않는다. 해로운 음식으로 과식을 한다거나 일시적으로 기분을 좋게 해주는 것들을 찾아서 도피한다. 잠시 기분은 나아질지 모르겠으나 다음에 비슷한 상황이 오면 또 화가 나거나 우울감에 빠져 도피할 거리들을 찾게 된다. 그러는 동안 자존감은 갈수록 떨어진다.

기분이 좋으면 저절로 외모도 좋아진다. 이 외모라는 것은 눈이 크고, 턱이 갸름하며, 코가 높다는 것이 아니다. 다른 사람들이 나를 어떻게 보든 상관없이 나의 모습 그 자체를 사랑할 수 있는, 그런 건강한 외모를 뜻한다. 기분이 좋으려면 좋은 음식을 먹고, 좋은 것을 보고, 좋은 것을 듣고, 좋은 생활습관을 가져야 한다. 일찍 자고 일찍 일어나고, 운동하고, 좋은 음식 먹으라는 말이 식상한 말이 아니라 진리였던 것이다.

음식을 바꾸고 인생이 바뀐 사람들

내가 했던 것은 그냥 단순한 자연의 이치를 따랐던 것뿐이다. 배고픔을 참지 않아도 체중유지가 너무 쉬워졌다. 내가 운영하는 자연식물식 블로그에도 많은 사람들이 동물성 음식과 설탕, 가공식품을 줄이고 통곡물, 과일, 채소 위주의 식사를 한 후 신체적으로 어떻게 달라졌는지 공유해주었다. 가장 많이 하는 말은 화장실을 잘 가게 되었다는 것이다. 아침마다 과일로 식사를 한 후 변비가 사라졌으며, 배불리 먹는데도 살이 빠졌고 보기 좋은 날씬한 체형을 유지하게 되었다. 소화가 편하다, 위염과 장염이 사라졌다, 일상생활 속에서 체력이 늘고 운동량도 늘어났다, 운동량이 느니까 체지방은 빠지고 근육량이 증가했다, 피부의 염증이 줄어들었다, 생리통과 생리전증후군이 줄어들었다, 잠을 잘 자게 되었다, 피로회복 속도가 빨라졌다, 콜레스테롤 수치가 내려가고 인슐린 민감도가 개선되었다, 오랫동안 달고 살던 두통약과 작별했다 등등, 이루 헤아릴 수 없는 체험수기가 올라왔다. 여기에 대표적인 몇 가지를 올려본다.

"11일간 고기, 생선, 우유, 계란, 치즈 하나도 안 먹었는데 만성피로가 정말 없어졌네요. 정말 맘이 편해지고 속도 편하고 체중도 줄었어요.. 신랑도 같이 다큐 보며 같이 책 보더니 '지금까지 우리가 속았어' 하며 아침저녁은 채식을, 회사서 먹는 점심은 육식을 최소화하는데 신랑은 원래 육식을 많이 하는 편이었던 터라 그런지 이렇게 먹어도 이미 3kg 가까이 빠지네요. 입에 달고 살던 피곤하단 말도 쏙 들어갔고요."

"자연식물식 하면서 제일 걱정했던 게 근육손실이었어요. 동물성 단백질 섭취를 안 하니 근육이 줄어들면 어쩌나 고민했는데 실제로 제가 보름 넘게 해보니 근손실 하나도 없고 체지방이 빠지더라구요. 근육은 섭취해서 만드는 게 아니라 근력운동으로 만든다는 걸 다시 한 번 깨달았어요."

"저도 생각해보면 1-2년 전부터 조금씩 조금씩 동물성 음식을 줄여왔던 것 같아요. 저희 아빠가 당뇨인데 고기 줄여보라고 하고 한 달 정도 지나니까 그동안 아무리 운동하고 먹는 양 줄여도 안 줄던 당(혈당)이 줄었더라구요! 신기했어요."

"얼마 안 됐지만 현재로서는 체중은 말할 것도 없고 컨디션이나 배변활동 등등 굉장히 긍정적입니다. 먹는 스트레스는 과일이 큰 도움을 주더라고요. 채식에 대한 여러 반박자료들 등등 많지만 제가 지금까지 할 수 있는 이유는 다 떠나서 제 스스로가 몸이 건강해지고 좋아지고 있다는 게 느껴져서 누가 뭐래도 하고 있습니다."

"저희 어머니가 심장이 매우 안 좋으셔서 협심증으로 수술을 해야 할 상황이었는데 자연식물식을 한 뒤로 수술을 안 해도 될 정도로 많이 좋아지셨고 체중은 5kg이 빠지셨습니다. 20년간 먹었던 고혈압약 끊으셨어요. 이 모든 게 2-3개월 만에 이루어진 일이에요..."

"채식은 이점이 훨씬 많은 것 같아요. 저도 여드름 때문에 시작했는데 점점 몸에 좋다는 걸 깨달아가고 있어요. 여드름도 거의 사라지고 맘껏 먹어도 살이 별로 안 찌고 소화도 잘돼서 정말 좋아요."

"저는 운동으로 어떻게든 살 빼려고 애썼는데... 그때 빠지지 않던 군살들이나 부었던 살들이 자연식물식 이후 운동을 하나도 하지 않아도 쑥쑥 빠지네요. 저의 부기가 이렇게 엄청난지 몰랐어요."

"저는 소화가 잘된다는 게 가장 감격스럽네요. 육식할 때는 밥만 먹으면 늘 더부룩하고, 졸리고, 무기력했는데 그런 거 하나도 못 느껴요. 식곤증이라는 게 소화가 안되는 걸(인체에 맞지 않는 음식을) 무리해서 소화시키려니 졸릴 수밖에 없지 않나 하는 생각이 드네요."

"초반엔 온몸이 가렵고 피부에 여드름이 나오더니 4일째 피부가 좋아지고 정신이 맑아짐을 느낍니다. 지금은 20일째 되는데 예전엔 10km 뛰면 온몸이 차가워지면서 못 뛰겠더니 지금은 하프마라톤도 웃으면서 뛰고 있습니다. 근육량이 증가되었고 풀업 같은 경우는 활력이 넘쳐서 하루에 100개 이상은 하네요."

음식습관만 바꾸고 일어난 변화들이 정말로 많다는 것, 그리고 대부분이 거의 비슷한 경험을 하고 있다는 것은 놀라운 일이다. 어쩌면 우리 몸에 올바른 연료를 넣어주기만 한다면, '건강한 상태'가 원래 인간의 기본값이 아닌가 싶다. 즉 아프지 않은 상태가 원래 정상이라는 말이다. 오늘날 우리는 몸에 맞지 않는 연료, 불규칙한 식사, 수면부족, 업무 스트레스, 스마트폰 중독, 부어라 마셔라 회식문화, 자기파괴적인 생활습관, 비활동성 등의 라이프 스타일을 살고 있기 때문에 내내 아프다, 피곤하다는 말을 달고 사는지도 모른다. 나는 야생동물들이 고혈압, 당뇨, 비만, 두통에 시달리는 것을 본 적이 없다. 우리가 병들고 살찌는 이유를 이제 잘 알 것 같다. 모든 답은 자연 속에 있다.

● ● ●
식단에 정답은 없다

    나는 자연식물식으로 건강해졌고 새 인생을 시작했다. 그러나 나는 반드시 완벽한 자연식물식을 해야 건강할 수 있다고 주장하려는 것은 아니다. 건강해지는 방법에는 여러 가지가 있다. 다양한 영양소들이 어우러져서 좋은 영양분을 공급하는 것처럼 건강도 음식습관, 스트레스 관리, 수면시간, 운동, 인간관계 등이 어우러져야 균형 잡힌 건강한 삶을 살 수 있다. 단 한 가지만 중요한 것이 아니다.

    보통사람들이 채식인들에 대해 가지는 불편함 중 하나는 '정신적 우월감을 과시하려는 태도'일 것이다. 채식하는 사람들의 첫 번째 실수가 자기도 모르게 남에게 강요하는 것이라면, 두 번째 실수는 음식의 힘을 지나치게 과장하는 것이 아닐까 싶다. 관련서적 몇 권 읽고 다큐도 좀 보고 스스로 건강상 이점을 누리게 되면 누구나 다들 음식의 힘을 믿는다. 자연식물식의 건강상 이점은 실제로 해보면 대부분 쉽게 느낄 수 있기 때문에 어려운 전문지식들 없이도 이러한 섭생을 유지해야겠다고 확신한다. 해보면 안다. 약이나 병원에 크게 의존하지 않아도 먹는 음식을 바꾸면 많은 것들이 개선됨을 느낄 수 있다. 가장 돈이 덜 들고 쉽게 건강해지는 방법인 셈이다.

나 또한 음식 하나를 바꿨을 뿐인데 많은 것이 변했다. 음식을 바꾼다는 것은 음식을 대하는 태도, 인간관계, 가치관, 기분, 생활습관도 바꾼다는 뜻이다. 처음 시작의 이유는 다양하지만 겸손한 자세로 더 넓게 배우다 보면 궁극적으로 생명과 환경윤리에 대한 생각까지 뻗어나간다. 그러나 보다 건강에만 치중하는 경우에는 자연식물식에 대한 맹신, 특정 채식식단에만 깊게 꽂혀, 시야가 좁아지는 경험도 하게 된다. 자신감이 과하면 거만함이 된다. 안 좋은 음식습관을 가진 사람들을 무시하기도 한다. '이 세상에서 가장 무서운 사람은 책 한 권만 읽은 사람이다'라는 말이 있다. 나도 한동안 그런 적이 있었음을 솔직히 고백한다.

"자연식물식이 최고야."

"난 자연식물식 하니까 절대 안 아파."

"늦게 자고, 운동 안 해도 자연식물식 하니까~."

"너 고기 먹어서 아픈 거야."

이럴 경우, 조금이라도 자연식물식에 대해 안 좋은 이야기를 접하면 불안해져서 확신을 얻으려고 노력한다. 기대했던 건강 효과가 나타나지 않으면 강박을 가지고 스트레스를 받는다. 이해가 안되는 부분은 슬쩍 덮어두고 모른 척하기도 한다.

많은 과학자들과 채식의사들이 동물성 음식의 해로움을 밝혀내고 자연식물식의 이점을 강조했지만, 반드시 동물성 음식을 0%로 먹어야만 건강을 유지할 수 있다고 말하는 사람은 없다. 만약 반드시 0%로 먹어야만 건강하다고 말하는 사람이 있다면 100% 육식식단을 옹호하는 사람과 마찬가지로 설득력이 떨어진다. 가끔가다 먹는 10% 정도의 동물성 음식 섭취는 영양학적으로 의미가 없으며, 평소 먹는 것이 통곡물, 과일, 채소 위주의 건강한 자연식물식 식단이라면 소량의 고기와 유제품을 먹어도 심각한 영향을 끼치지는 않는다고 많은 전문가들이 말한다. 혹은 10%가 아닌 플렉시테리언Flexitarian(평소에는 채식이지만 상황에 따라 일반식)이나 페스코 베지테리언Pesco Vegetarian(생선, 달걀, 우유, 유제품을 허용하는 채식) 중 동물성 음식을 주식으로 자주 섭취하는 사람이 아니라면 충분히 건강할 수 있다. 가령 평소에는 채식을 하지만 한 달에 몇 번 외식할 때는 생선을 소량 먹는다든지, 계란 반찬을 좀 집어먹는다든지 하는 것들 말이다. 도시에서 살면 일상생활 속에서 독성물질에 노출될 수밖에 없다. 음식포장지, 랩, 비닐, 페트병, 화장품, 세제 등 끝도 없다. 그러나 발암물질을 가지고 있다고 하더라도 암세포를 키울지 말지는 나의 생활습관에 따라 달라질 수 있다. 이처럼 동물성 음식과 가공식품도 먹느냐 안 먹느냐보다는 '얼마나 먹느냐' 또한 중요한 것이다.

사람들은 극단적인 것을 싫어한다. 단 하나의 예외라도 있는 상황에서 '이것이 정답입니다'라고 말하는 것을 극도로 싫어한다. 2019년에 발표된 논문 중에 11년 8개월 동안 96,000명의 사람들을 조사했을 때 붉은 고기와 가공육을 0%로 먹는 사람보다 소량 혹은 적당량이라도 먹는 사람들이 심혈관 질환, 암, 모든 원인에 의한 사망률이 더 높다고 밝혀진 바 있다. 닭을 포함한 육류와 가공육이 그 자체로 발암성 물질이라는 것은 이미 많은 논문들로 충분히 밝혀졌다. 현명한 사람이라면 발암물질은 애초에 안 먹는 것이 가장 좋다는 것을 알지만 소량을 먹는다고 해서 바로 죽지는 않는다. 동물성 음식을 전혀 먹지 않고 자연식물식을 하는 사람과, 동물성 음식을 가끔씩만 먹고 자연식물식을 하는 사람의 차이는 116세를 사는 것과 120세를 사는 것처럼 사소한 차이일 수도 있다. (4년이 큰 차이일 수도 있지만 둘 다 건강하게 오래 살 수 있다는 뜻이다) 실제로 장수촌 지역의 사람들을 보면 완전 채식인들도 많지만 모두가 그렇진 않다. 공통점은 자연식물식 위주의 식사에 소량의 육류와 유제품 섭취라는 것이다. 0%의 동물성 음식 섭취든, 10% 내외의 동물성 음식 섭취든 약간의 차이는 있으나 둘 다 건강할 수 있다.

건강에는 먹는 것을 포함해서 전반적인 생활습관이 중요하다. 식사는 엄격한 자연식물식이지만 불안, 짜증, 강박, 스트레스, 수면장애, 운동부족인 사람보다 자연식물식 위주에 동물성 음식을 조금 먹더라도 마음이 평온하고 화가 없는 사람들이 더 건강하다는 말이다. 나는 블로그를 통해 철저하게 음식습관을 관리하는데도 아픈 사람들의 댓글들을 많이 받았다. 비건 정크푸드는 전혀 먹지 않고 평소에 동물성 음식도 먹지 않는 사람들이었다. 그런데도 그들은 아팠다. 비록 온라인이라서 그 사람의 표정과 말투는 내가 짐작할 수 없지만 글에서도 사람의 분위기는 느껴진다. 헬렌 니어링은 그녀의 명저 〈헬렌 니어링의 소박한 밥상〉에서 이렇게 말했다.

하지만 나는 엄격한 채식인이지만 아내를 구타하는 자보다는 육식을 하지만 친절하고 사려 깊은 사람이 낫다는 간디의 말에 전적으로 동의한다. 한 엄격한 채식인(이제 막 열광적인 채식인이 된 사람이다)을 알게 되었는데, 우리를 식사에 초대하면 아내와 딸을 심하게 무시해 식당에서 함께 식사하지 못하게 하고는 혼자서 우리에게 식사를 대접했다. 이 고약한 강성론자는 먹는 법을 제대로 배웠는지는 몰라도, 사는 법은 아직 배울 게 많았다.

어떤 사람은 긍정적이고 활발한 기운이 엄청나게 쏟아져 나온다. 조금 나쁜 것이 있어도 관대하게 생각한다. 그러나 어떤 사람은 좋은 말을 하더라도 늘 부정적인 말과 상대방에 대해 비하적인 발언을 같이 한다. 안 좋은 점만 꼬집어서 그것만 이야기하는 사람들에게서는 일말의 불안한 감정도 느껴진다. 이처럼 사람들은 비슷한 음식을 먹어도 생각하고 느끼고 사는 방식이 다르며 건강상태도 모두 다르다. 나와 대화한 건강한 사람들과 아픈 사람들은 확실하게 다른 말투, 다른 생각, 다른 행동을 하고 있었다. 건강하게 먹어도 아픈 사람들은 대부분 매사에 걱정이 많고 스스로를 압박한다. 빠른 시일 내에 어떤 결과를 이루고 싶은데 노력에 상응하는 결과가 빨리 나오지 않으면 불안해한다. 초조함, 불안함, 강박, 실망, 인내심 부족, 두려움 등등. 건강한 음식이라도 불안해하면서 먹는 것과 평온한 마음으로 먹는 것은 정말로 다르다. 생활습관도 좋지 않다. 운동도 거의 하지 않고 잠을 잘 못 잔다. 식사가 불규칙하고 스트레스를 받는 환경에 노출되어 있다.

자연식물식을 권장하는 의사들이 동물성 음식을 완전히 제한하라고 말하는 이유는 소량의 고기와 유제품을 먹으면 바로 암에 걸려서가 아니다. 음식습관 자체를 교정하기에는 입맛을 완전히 바꾸는 것이 더 쉽기 때문에 단번에 동물성 음식을 끊으라고 말한다. 술과 담배도 한순간에 끊는 것이 쉽지, 조금씩 서서히 끊거나 소량만 매일 즐긴다는 것은 웬만큼 자제력이 높은 사람이 아닌 이상 어렵다. 물론 이미 건강이 심각하게 안 좋은 사람들의 경우, 철저하게 모든 동물성 음식과 가공식품을 끊어낼 필요가 있다. 나 같은 경우는 심각한 병이 없기에 자연식물식 위주의 식사를 하면서 가끔 동물성 음식을 먹는다고 해도 큰 문제가 없을 것이다. 그러나 나는 그렇다고 해도 동물성 음식을 소량이라도 찾아서 먹지 않는다. 음식 선택이라는 것은 단순히 개인의 취향에만 머무는 것이 아니라 환경적 사회적으로도 큰 영향을 끼치기 때문이다. 나는 동물을 음식으로 보지 않기 때문에 건강상의 이유가 아니라도 먹지 않는다.

우리는 모두 호모 사피엔스이지만, 그동안 각자 고집스럽게 먹어온 음식습관이 모두 달랐다. 그 음식습관은 대부분 우리의 부모로부터 배웠을 확률이 크다. 질병과 생활습관은 오랜 세월 동안 대물림되기도 한다. 따라서 누구는 남들보다 소화계가 더 약하고, 누구는 간이 안 좋고, 누구는 많이 먹어도 살이 안 찌며, 누구는 해로운 생활습관을 가져도 건강하다. 따라서 무조건 인류가 먹어온 식단과 유사한 자연식물식만 해야 건강하다고 주장하는 것은 자칫 극단적으로 들릴 수 있다. 건강을 유지하는 방법은 많다. 누구는 해로운 음식습관을 계속 유지해도 약과 수술로 수명을 연장할 수 있다. 잠깐 건강을 유지하다가 재발하면 수술을 받고 다시 건강해질 수 있다. 누구는 유전적으로 건강함을 타고났을 수도 있다. 누구는 몸에 해롭다는 음식을 마음껏 먹어도 운동과 스트레스 관리로 건강을 유지할 수 있다. 나는, 46년간 단 며칠만 빼고 매일 맥도날드에서 햄버거를 먹었는데도 콜레스테롤 수치가 멀쩡하고 건강했다는, 전혀 흔하지 않지만 여전히 존재하는 한 할아버지 이야기도 알고 있다. 그러나 여러 방법 중에 동물과 사람, 자연생태계에 이롭고, 지속 가능하며, 건강관리에 돈이 덜 들고, 해부학적으로 인간에게 가장 자연스럽고, 많은 질병들을 동시에 해결할 수 있는, 쉽고 효율적인 식단은 바로 자연식물식이다.

자연식물식에도 범위가 다양하다. '자연식물식'이라는 용어 때문에 요리를 하지 않은 자연 그대로의 생채식만 자연식물식이라고 생각하기도 하는데, 꼭 그렇지는 않다. 공장을 거치지 않은 자연 그대로의 음식들을 이용하여 요리를 해도 자연식물식이다. 생채식 위주로 먹는 것이 좋을지, 대부분 따뜻하게 요리해서 먹는 것이 좋을지, 아니면 둘 다 적절하게 먹는 것이 좋을지는 개개인의 현재 건강상태에 따라 달라야 한다.

사람마다 현재 몸상태가 다르기 때문에 음식습관을 바꿨을 때 적응하는 과정과 시간도 모두 다르다. 나 같은 경우는 하루아침에 동물성 음식을 끊고 자연식물식을 실천했다. 처음 이틀 정도는 수면유도제를 먹은 것처럼 눈이 무겁고 졸렸다. 그러나 그런 기분은 이틀 뒤에 곧 사라졌다. 이번에는 소화가 잘 안되기 시작했다. 변비에 걸린 것처럼 대변이 시원하게 나오지 않고 속에서 꾸르륵 소리가 나면서 가스가 찼다. 복부팽만감 때문에 임산부처럼 배가 튀어나오기도 했다. 그러나 내가 인터넷에서 본 자연식물식을 오래 한 사람들은 이구동성으로 소화가 잘된다고 말했다. 초반에 소화가 안되긴 했지만 식단을 바꾼 후 점점 피로도가 줄어들고 정신이 맑아지는 등의 컨디션 변화를 느꼈다. 암내가 사라지고 혈류가 느껴지는 등의 기적과 같은 변화 말이다. 그래서 여드름이 계속 나고 소화가 불편해도 꾸준히 이 식단을 유지해보기로 결심했다. 2주 정도 지나니까 그제야 나의 장은 새로운 식단에 적응을 한 듯 처음으로 쾌변을 허락했다. 그 이후부터 지금까지 화장실을 못 간다거나 자연식물식으로 배탈이 난 적은 한 번도 없다. 그저 적응할 시간이 필요했던 것이다. 다른 나라에 장기간 여행만 가도 우리는 시차 적응을 해야 한다. 다른 문화, 다른 언어, 다른 음식들에 적응해야 한다. 모든 것에 적응기간이 필요하기 마련인데, 몇십 년 동안의 음식습관을 바꿀 때 아무런 적응과정이 없을 것이라고 생각해서는 곤란하다.

보통 음식을 먹고 우리 장 속의 미생물군총이 바뀌기까지는 3주에서 4주 정도의 시간이 걸린다고 한다. 조금 불편한 시기만 지나면 금방 좋아진다. 이런 불편한 과정을 겪지 않는 사람들도 있다. 앞에서 말했듯이 모든 사람들은 다른 건강상태에서 출발한다. 코넬대학교의 뉴트리션 스터디 센터Nutrition Study Center에서는 장내 환경을 바꾸는 적응과정에서 가스나 불편함이 생길 수 있다며, 많이 불편하다면 바로 완전 채식을 하기보다는 점진적으로 섬유소 섭취량을 늘릴 것을 권장한다. 그러나 몇 달이 되었는데도 계속해서 소화가 안되는 사람들이 반드시 있다. 이런 사람들은 원래부터 소화력이 약하기 때문에 섬유소가 많은 생채소와 생과일, 거친 음식들을 먹으면 속이 더욱더 불편해진다. 이런 음식들이 인간에게 적합하지 않은 것이 아니라, 긴 세월 동안(혹은 대를 이어서) 유지해온 안 좋은 생활습관으로 인해 본인의 건강상태가 많이 안 좋다는 뜻이다. 이런 경우에는 우리 몸은 다양한 방식으로 신호를 보낸다. 몸이 차다거나, 속이 아프다거나, 가스가 심하다거나, 살이 찐다거나, 염증이 난다거나, 피곤하다거나, 스트레스 등등. 적응 기간이 웬만큼 지났는데도 이런 반응들이 지속이 된다면 식단을 점검해볼 필요가 있다. 무엇이 건강하고 자연스러운 음식습관인지를 알았다면 그 안에서 자유롭게 식단을 조정하는 것은 개개인이 해야 하는 일이다.

나는 윤리적인 이유로도 동물을 먹지 않지만, 특정 상황에서는 동물성 음식이 건강에 이로울 때도 있다. 예를 들어 며칠 굶은 상황에서는 칼로리가 높은 동물성 음식을 먹는 것이 기력을 회복하는 데 훨씬 효과적일 수 있다. 나 또한 바다에 표류하게 되어 먹을 것이 물고기밖에 없다면 굶어 죽기 직전에 용서를 구하고 물고기를 잡아먹었을 것이다. (그러나 나는 바다에 표류하고 있지 않기 때문에 내 생존을 위해 동물을 굳이 먹을 이유가 없다. 내가 무인도에 있었다면 그곳에 사는 동물들처럼 잘 익은 과일과 식물들을 뜯어 먹었을 것이다.) 불교에서는 기본적으로 육식과 술을 금하지만 절대 육식과 술을 하면 안 된다는 규율은 없다. 항상 예외를 남겨둔다고 한다. 아플 때 '웬 고기와 술이냐?'고 할 수도 있지만 적은 양으로 기력을 회복하기 위해서는 상황에 따라 약으로 쓰인다는 개념인 듯하다. 그러나 보통 사람들은 이것을 보고 '고기를 안 먹으면 반드시 아프구나'라고 오해한다. 그러나 동물성 음식을 전혀 먹지 않는 완전 채식으로도 모든 필수 영양소를 얻을 수 있다는 사실은 미국영양학회, 영국영양학회, 캐나다영양학회 등 다수의 선진국에서 인정했다. 채식이 임산부와 영유아, 노년기, 운동선수를 포함한 전 생애주기에 적합하며, 오히려 많은 질병들을 예방하고 치유할 수 있다고 명시되어 있다. 물론 이 식단은, 밥과 스팸만 먹는 식단이 건강치 않은 것처럼 샐러드와 채식 라면만 먹는 식단을 이야기하는 것이 아니다. 통곡물, 과일, 채소 등의 섬유소가 풍부한 자연식물식을 말함은 물론이다.

    육식이 건강에 필수는 아니지만 특정 상황에 따라 예외는 항상 존재한다. 채식하는 의사들의 비영리 단체인 베지닥터 김진목 원장은 항암치료 중에는 정상체중 유지를 위해서 무엇이든 먹더라도, 항암치료 기간 이외에는 반드시 자연식물식을 할 것을 권장한다. 만약 독한 항암치료 중에도 체중을 유지하기가 쉽다면 자연식물식을 하기를 권장한다. 딘 오니시Dean Ornish 박사의 프로그램을 보면 항암치료를 하지 않고 자연식물식과 생활습관을 바꾸는 것으로도 암을 고친 사례들이 많다. 이렇듯 모두에게 적용되는 완벽한 정답은 없다. 사람마다 처한 환경이 다르기 때문이다. 정답이 없다는 것을 알면 알수록 인간에게 가장 자연스러운 섭생을 열린 마음으로 받아들이기가 쉽다. 자기 몸은 자기가 제일 잘 안다.

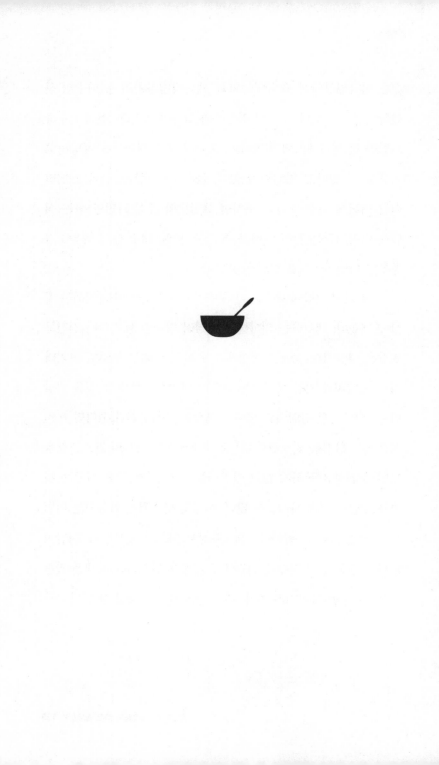

요리 행위를
멈추다

3

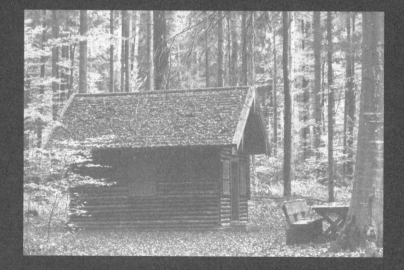

김밥도 1분 만에 뚝딱

내가 채식을 하기 전에 가진 편견은 채식은 어렵고, 까다롭고, 복잡하고, 많은 재료가 필요하고, 비싸다는 것이었다. 식물로 동물성 음식 맛을 흉내 내려고 한다면 많은 재료가 필요하고 어려울 수 있다. 건강은 상관없이 윤리적인 이유로만 채식을 하는 사람들이 그렇다. 요리를 하지 않더라도 인터넷에서 클릭 몇 번이면 식물로 만든 고기, 새우, 치즈, 버터, 만두 같은 것을 살 수 있다. 동물성 음식을 단번에 끊기 힘든 사람들에게는 이런 대체품들이 좋은 징검다리가 되어줄 것이다. 그러나 그런 음식으로는 건강할 수 없다고 나는 단언한다. 나는 자연식물식을 하면서 한 번도 이런 채식 인스턴트식품들을 주문해서 먹어본 적이 없다.

고기 맛을 흉내 낸 음식을 굳이 먹을 이유가 없기 때문이다. 그렇게 좋아하던 요거트나 치즈도 이상하게 생각이 안 난다. 맛이 그립지도 않다. 이런 음식들에 의존하면 식비도 당연히 올라간다. 사람들은 이런 음식들을 주로 먹는 채식인들을 보고 '채식은 건강하지 못하고 어렵고 비싼 음식습관'이라고 생각한다.

그러나 진짜 건강한 음식습관은 비싸지가 않다. 더하는 것이 아니라 빼는 음식습관이기 때문이다. 몸에 좋다는 유산균, 오메가3, 단백질 보충제, 홍삼, 슈퍼푸드 같은 것을 원래 먹던 식단에 더하는 것이 아니라, 원래 먹던 식단에서 안 좋은 것부터 빼는 것이 건강의 시작이다. 자연식물식은 요리라고 할 것도 없이 정말 간단하다. 집에 간장, 된장, 고추장 같은 양념과 채소 몇 가지, 현미, 과일만 있으면 오늘 하루 자연식물식을 할 수 있다. 한식은 자연식물식을 하기에 가장 좋다. 밥에 나물반찬을 만들어서 비벼 먹거나 채수와 채소로 만든 된장국을 끓이면 그것이 자연식물식이다.

간장은 마법의 양념과도 같다. 간장에 양파, 마늘, 가지, 버섯, 두부 등 좋아하는 식물성 재료들을 넣고 졸이면 밥반찬이 금방 나온다. 물론 양념도 잘 골라야 한다. 정제염, 정제설탕, GMO 콩, 발음하기 어려운 화학성분들, 동물성 성분들이 들어간 것은 피한다. 무농약 콩과 천일염만으로 만든 깔끔하고 맛있는 된장과 간장도 시장에 널려있다. 재료를 자꾸만 더하는 것이 아니라 빼는 것으로도 충분하다. 조리과정도 간단하다. 자연식물식 요리는 대개 기름에 튀기거나 푹 가열하는 것보다는 가볍게 데치고, 삶고, 조리는 방식을 많이 사용한다. 생으로 먹기 좋은 재료들은 잘 씻어서 그대로 먹으면 된다. 가볍게 먹을수록 몸과 정신도 가벼워짐을 느낀다. 특히 식단에서 식물성 기름을 빼는 순간 입맛이 훨씬 건강하게 변하는 것을 경험할 수 있다. 기름을 넣고 먹는 것을 습관으로 하면 기름진 동물성 음식, 튀김, 피자, 중국 요리 같은 것들을 계속해서 찾게 될 확률이 크다.

처음에는 나도 다양한 요리들을 시도했었다. 양파를 잘게 자르고 단호박과 무가당 두유와 함께 푹 끓인 후 마지막은 파슬리로 장식한 단호박 수프, 다시마와 양배추로 채수를 우려내고 간장과 고춧가루로 간을 맞춘 후 두부와 채소를 덤벙덤벙 썰어 넣은 순두부찌개, 거기에 쌀국수를 넣으면 라면 같은 얼큰한 국수, 삶은 쌀국수에 각종 채소와 간장을 충분히 넣고 볶은 후 견과류를 얹으면 팟타이, 밀가루와 소금으로 만든 치아바타를 사 와서 으깬 두부와 바나나를 잼처럼 바른 후 토마토와 채소를 얹은 샌드위치, 푹 우려낸 채수에 된장과 두부와 청양고추와 양파와 감자를 썰어 넣은 된장국, 기름 없이 채소를 물에 살짝 데치고 볶은 다음 소금을 뿌리고 마지막은 깨소금으로 장식한 나물들, 현미밥에 나물을 넣고 고추장 약간 더해 비벼 먹는 비빔밥, 각종 채소를 듬뿍 넣고 간장과 고추장과 된장으로 양념을 만든 후 버섯을 충분히 조리면 불고기 양념과 거의 흡사한 버섯조림, 양파와 마늘 대충 썰어서 간장과 물에 살짝 잠길 정도로 조린 양파조림 등등. 물론 음식습관을 바꿀 때 새로운 요리를 해보는 것은 새로운 변화에 흥미를 주기 때문에 자연식물식을 유지할 수 있게 도움을 주는 것도 사실이다.

직접 해보기 전까지는 나도 고기 없는 식사가 이렇게 맛있을 줄은 몰랐다. '고기 없으면 밥 못 먹어', '고기육수를 써야 제맛이지' 등등 나도 그렇게 말하던 사람이었다. 채식 하면 샐러드밖에 생각이 안 났다. 자연식물식을 하고 처음으로 멸치육수 대신 채수로 국을 끓였을 때 깔끔하면서도 진한 맛이 나서 놀란 경험이 있다. 그동안 육식이 생활화되어 있어서 동물성 음식을 빼고 요리할 생각을 아예 못 했던 것이다. 나는 그것이 일종의 편견이라는 사실을 나중에 깨닫게 되었다.

채식식당에 가서 먹은 젓갈이 없는 김치, 채수로 만든 국, 해물 없는 전, 고기가 들어가지 않은 스파게티, 계란과 우유가 없이 만든 빵들은 동물성 재료가 들어간 것들과 다를 바가 없이 똑같이 맛있었다. 일반식을 먹는 친구들을 가끔 채식식당에 데려가 채식음식들을 소개해줄 때가 있는데, 하나같이 맛있다며 놀라워

한다. 평소에 늘 먹던 동물성 음식과 차이점을 못 느끼겠다는 것이 대부분의 반응이다. 그러나 방금 채식음식을 맛있게 뚝딱 비웠음에도 '하지만 나는 채식은 안 좋아해, 어려워'라고 말하기도 한다. 그만큼 원래 먹던 음식에서 뭔가를 뺀다는 것은 익숙하지 않기 때문에 어렵게 느껴질 수가 있다.

내 몸이 자연식물식에 적응을 했던 것처럼, 나도 이 식단에 적응을 할수록 나의 식탁은 더욱더 간소해졌다. 반찬 가짓수가 많지 않아도 충분했고, 요리가 귀찮으면 하지 않아도 되었다. 삶은 고구마, 찐 단호박은 훌륭한 한 끼 식사가 된다. 과일은 물에 씻어서 먹으면 끝이다. 자연식물식 중에서 내가 가장 좋아하는 요리는 현미밥 가득 넣은 현미 김밥이다. 김밥은 자연식물식을 하고 처음 말아봤노라고 고백한다. 김밥은 손이 많이 가는 음식 중 하나라고 생각하기 쉬운데 자연식물식 김밥은 요리가 필요 없어서 정말 간단하다. 우리 집에는 김을 둥글게 마는데 필요한 김발도 없다. 그럼 뭐 어때, 손으로 말자. 없으면 없는 대로 산다. 햄 굽고, 계란으로 지단을 만들고, 채소들을 볶고 지지고 할 필요가 무엇이란 말인가. 생김 위에 현미밥 가득 깔고 집에 있는 잎채소, 오이고추를 넣은 다음 손으로 돌돌 말면 끝이다. 그 위에는 천일염을 살짝 뿌려서 간을 한다. 된장에 찍어 먹기도 한다. 처음에는 칼질도 서툴러서 다 터졌다. 톱질하듯이 살살 썰어야 예쁘게 썰린다. 김밥은 누구나 다 좋아할 만하다. 자신이 좋아하는 재료를 넣으면 안 좋아할 수가 없다. 조금 더 시간을 쓰고 싶다면 적당히 간을 한 나물과 간장에 조린 두부, 템페, 유부 같은 것을 넣을 수도 있다. 아삭한 맛을 원하면 인공 색소를 넣지 않은 단무지를 넣어도 좋다. 약간 느끼하게 먹고 싶으면 아보카도를 으깨서 발라도 좋고 방법은 취향 따라 다양하다. 알록달록 파프리카를 넣으면 비주얼은 더욱더 살아난다. 이제 참기름과 햄이 들어간 김밥보다는 싱싱한 맛이 있는 자연식물식 김밥이 좋다. 단순해질수록 건강하고 편한 식사라는 깨달음이 온 탓이다.

●●●
요리, 더 이상 간단할 순 없다

21살 때부터 서울에서 혼자 자취를 했으니 나의 음식습관은 여느 현대인들과 다를 바가 없었다. 밥하기가 귀찮아서 햇반을 자주 사 먹었었다. 요리하기가 귀찮아서 스팸, 참치 캔, 깻잎 통조림 같은 것을 사서 반찬으로 먹었다. 요리라고 하면 엄마가 보내주신 김치에 밥 넣고 참치, 계란을 넣은 볶음밥이다. 즉석냉동 볶음밥, 냉동 만두, 인스턴트 음식들을 즐겨 먹었다. 엄마가 가끔씩 전화로 잘 살고 있는지 물어보면 대충 얼버무리면서 알아서 잘 먹고 산다고 했다. 외식을 자주 했기 때문에 엄마가 반찬을 보내준다고 해도 받지 않았다. 그때의 내 음식습관도 단순했다. 대부분 음식을 가공식품으로 해결하면 별다른 조리과정이 필요 없고 싸고 간단하다. 그러나 그런 식의 단순한 식사로 얻는 것은 약간 더 늘어난 나의 여유시간뿐이다. 나는 밥 먹는 시간을 그렇게 줄이는 대신 더 많이 일하고 놀며 밤샘과제를 했다. 내 몸을 돌볼 줄을 몰랐다. 시간단축을 위해 선택했던 나의 그런 음식습관은 내 몸을 죽이고 있었다.

지금은 그때와는 좀 다른 의미로 단순해졌다. 햇반에 참치를 비벼 먹는 것과 현미밥과 쌈채소, 과일로 식단을 꾸리는 것은 확실히 다른 의미의 단순함이다. 자연식물식을 지향하면 할수록 내가 평소에 아무렇지 않게 먹었던 가공식품에 대해 다시 생각해 보게 되었다. 자연식물식 위주의 식생활을 했던 자연주의 부부인 헬렌 니어링과 스콧 니어링Scott Nearing은 1923년 미국의 숲 속으로 들어가 집을 짓고 자급자족하며, 최소한의 필요한 것들로 무소유의 삶을 몸소 실천하며 살아왔다. 스콧 니어링은 야생동물이 수명을 다하여 죽는 것처럼, 100세가 되던 해 음식을 서서히 끊으면서 삶을 평온하게 마감했다. 그의 아내인 헬렌 니어링은 92세에 안타깝게도 교통사고로 세상을 떠났다. 〈헬렌 니어링의 소박한 밥상〉에서는 부부의 간소한 식사 원칙이 고스란히 잘 드러난다.

내 요리책에 포함될 조리법은 가능한 한 밭에서 딴 재료

를 그대로 쓰고, 비타민과 효소를 파괴하지 않기 위해 가능한 한
낮은 온도에서 짧게 조리하고, 가능한 한 양념을 치지 않고, 접시
나 팬 등의 기구를 최소한 사용한다는 방침을 고수하기로 결심
했다. 음식은 소박할수록 좋다고 생각한다. 또 날것일수록 좋고,
섞지 않을수록 좋다. 이런 식으로 먹으면 준비가 간단해지고, 조
리가 간소해지며, 소화가 쉬우면서 영양가는 더 높고, 건강에 더
좋고, 돈도 많이 절약된다. 그러니 소박하게 사는 사람들을 위해
소탈한 음식에 대해 기술하고, 문명화된 도시를 무리 지어 떠날
새로운 세상의 젊은이들을 위해 경험과 시간, 돈, 재료가 부족해
도 영양을 잘 섭취하며 살아나갈 방법을 전수하는 게 이 책의 목
적이 될 것이다.

니어링 부부는 엄격한 채식인은 아니었다. 그들은 과일 위
주의 식사를 하면서 가끔 우유, 치즈, 버터 같은 것을 이용해서
식사를 하기도 하고, 약한 불에 익혀 조리를 했다. 다만 비윤리적
인 육식에 대해서는 반대하며 공장을 거친 음식들은 먹지 않았
다. 그들이 오랫동안 건강할 수 있었던 이유는 자연식물식 위주
의 식사에 욕심 없는 평온한 마음가짐 때문이었으리라.
　　과일과 가공식품을 같이 두면 과일은 금방 상해버려서 빨
리 먹어야 한다. 그러나 가공식품은 유통기한이 1년도 훌쩍 넘는

다. 음식이라는 것은 모두 상하기 마련인데 어째서 가공식품은 상하지를 않을까. 가공식품에 들어간 방부제가 그대로 내 몸속에 들어온다는 사실을 예전부터 몰랐던 것은 아니었지만 그동안 별로 대수롭지 않게 여겼다. 그러나 자연식물식을 하면서 몸이 가볍고 깨끗해지는 것을 느낄수록 그동안 무엇을 먹어왔는지 다시 생각해보게 되었다. 이 세상에 오염되지 않은 것은 이미 찾기가 힘들어졌다. 유전자를 변형한 괴물 음식들이 제대로 표기도 되지 않은 채 마트를 점령했다. 많은 음식들이 지나치게 세척되고 소독되어 오히려 우리의 몸과 환경을 해치고 있다. 오늘날 지구상에서 최고의 식단을 꼽기는 어렵겠지만 최선의 식단을 꼽으라면 자연식물식이라고 나는 단언할 수 있다.

나는 동물성 음식을 먹지 않고 식물성 음식만 먹는다. 멸치 육수도 먹지 않으니 제대로 편식하는 사람이다. 현미밥 같은 통곡물을 기반으로 하고 신선한 채소와 과일을 먹는다. 겨울철에는 현미밥 대신 고구마를 즐겨 먹기도 한다. 고구마, 단호박, 감자, 옥수수 같은 것들은 통곡물을 대신할 수 있는 훌륭한 탄수화물이다. 빵이나 떡이 먹고 싶다면 통밀빵, 호밀빵, 현미빵 같은 통곡물로 만든 빵에 우유, 계란, 버터, 치즈 등이 들어가지 않은 것을 선택한다. 요즘은 좋은 재료들도 만든 건강한 빵집들이 정말 많고 맛도 좋다. 소화가 잘 안되는 사람들을 위해 글루텐 프리Gluten Free

비건 빵도 쉽게 찾아볼 수 있는 세상이다. 물론 한국의 경우 아직까지는 비건 베이커리와 식당이 아주 많지 않기 때문에 길 건너 빵집에서 누구나 쉽게 살 수 있는 것은 아니다. 그래도 인터넷에서 클릭 몇 번으로 구매할 수 있다는 것이 어딘가. 유기농 재료들로 만든 현미 쑥떡은 간식으로 먹기에도 참 좋다. 그러나 이렇게 건조되고 부수어지고 압축시킨 빵과 떡도 예전처럼 즐겨 먹지는 않는다. 통곡물 자체인 현미밥을 먹는 것이 더 좋아졌다.

채소는 시금치, 상추, 깻잎, 부추, 무, 오이고추, 파프리카, 당근, 연근, 양배추, 양상추, 브로콜리, 케일 등 취향 따라 모든 것을 먹을 수 있다. 과일은 바나나, 망고, 사과, 딸기, 귤, 키위, 수박, 복숭아, 참외 등 계절 따라 즐겨 먹을 만한 것들이 넘친다. 자연과 거리가 먼 공장음식들은 되도록이면 피한다. 껍질을 벗기고 기름과 설탕에 굽지 않은 견과류와 씨앗을 먹는다. 두부를 먹을 바에 그것을 가공하기 전인 콩을 먹는 것이 더 좋다. 스무디로 간 과일을 먹을 바에 생과일을 껍질과 함께 아작아작 씹어 먹는 것이 더 좋다. 인위적으로 지방만 추출해낸 올리브 오일을 먹을 바에 다른 영양소와 함께 어우러진 올리브 자체를 먹는 것이 더 좋다. 기름 대신 물로 조리를 하면 아주 깔끔한 맛이 난다. 정제설탕 대신 비정제 원당을 쓰고, 정제소금 대신 천연소금을 쓴다. 단맛이 나는 과일을 먹으면 설탕은 굳이 필요가 없다. 그래서 나는 집에 따로 설탕을 두지 않게 되었다. 시나몬 파우더 같은 향신료도 단맛을 내기에 좋다.

나의 가까운 친구들은 나를 따라서 집에서는 현미밥에 된장 넣고 쌈을 싸 먹는다고 한다. 고기 대신 채소로 샤브샤브를 먹기도 하고 간단하게 된장국과 미역국을 끓여 먹는다. 그렇게만 먹어도 맛있다고들 한다. 된장이나 간장이 있으면 맛없기가 힘들다. 나는 굳이 이런 양념들이 없어도 맛있게 식사를 할 수 있다. 그냥 현미밥과 채소를 먹는 것도 좋아한다. 양념 맛에 길들여지지 않을수록 재료 본연의 맛을 더욱더 잘 느낄 수 있다. 현미밥은 담백하면서도 달달하고 고소하다. 채소는 씁쓸하면서도 짠맛이 돈다. 과일은 그냥 먹기만 해도 너무 달아서 행복해지는 천연 설탕이다. 생김은 바다 냄새가 나면서 짭짤하다. 그러나 누구나 이렇게 먹어야 하는 것은 아니다. 천연소금, 향신료, 잘 만든 좋은 양념들은 약간만 더해도 식사를 더욱 풍부하게 해주며 먹는 즐거움을 준다. 자연식물식이 무조건 간을 하지 않고 생으로 먹어야 하는 식사가 아니라는 것을 알면 훨씬 시도해보기가 쉬워진다.

요리가 귀찮은 나 같은 사람은 더 간단하게 먹을 수 있다. 김발이 없어도 손으로 꾹꾹 말면 김밥 완성이다. 칼도 설거지할 필요가 없다. 자르지 않고 통으로 먹으면 된다. 도마가 없으면 큰 그릇에 김을 깔고 말면 된다. 다양한 그릇에 담는 것보다 큰 그릇

하나에 이것저것 다 넣는 것이 편하다. 더 귀찮으면 밥솥째 먹자. 김을 자를 때 가위도 필요 없다. 손으로 찢으면 된다. 설거지는 더 간단하다. 기름을 안 쓰기 때문에 물로 헹구면 끝이다. 요리까지 안 하면서 내 삶은 더 미니멀해졌다. 나는 예쁘게 플레이팅을 하지도 않고 예쁘게 사진을 찍으려고 노력하지도 않는다. 마음 같아서는 남들처럼 시간을 들여 정성스럽게 사진을 찍을 수 있을 것 같다. 그러나 그렇게 했을 때 보기에는 예쁠지 몰라도 사람들에게 접근하기 어렵고 까다롭다는 인상을 줄 수 있다. 그래서 내 밥상의 콘셉트는 '자취인 현실밥상'이다. 누구나 할 수 있는 식단이다. 비싸지도 어렵지도 않다. 설거지도 줄고 일회용 쓰레기도 많이 나오지 않고 돈도 많이 안 든다.

자취인답게 귀찮은 일은 피하면서도 본격적으로 암을 예방하는 건강식이다. 자연치유 암센터에서 먹는 환자들의 식사를 본 적이 있다. 자연식물식과 거의 똑같다. 모든 동물성 음식과 가공식품, 정제 탄수화물을 먹지 않는다. 간단하게 요리한 나물반찬, 두부조림, 살짝 데친 채소들과 생으로 먹기 좋은 채소 몇 가지, 생김, 저염 된장국과 현미밥으로 식사가 나온다. 우리가 큰 병에 걸리기 전부터 이런 음식습관과 입맛을 가진다면 병에 걸릴 확률은 훨씬 줄어들 것이다. 자연식물식은 시간과 건강, 둘 다 절실한 현대인들에게 안성맞춤이 틀림없다.

냉장고를 비우면 일어나는 일들

가족과 떨어져 혼자 산 지 몇 년이 되었지만, 나는 아직 청소 요령이 없다. 그동안 귀찮아서 미루고 미루던 냉장고 청소를 한 것도 엄마가 보내 주신 과일 넣을 자리가 없어서였다. 자연식물식을 하고 나서도 젓갈이 들어간 김치, 동물성 성분이 들어간 카레가루, 각종 소스들, 조개와 멸치가 들어간 된장, 엄마가 예전에 보내주신 해산물 팩 같은 것이 냉장고에 그대로 썩어 나뒹굴고 있었다. 버려야지 버려야지 했는데 귀찮아서 안 버리다가 몇 개월이 지나고서야 처분했다. 그 이후부터 동물성 음식과 잡다한 가공식품이 하나도 없는 진짜 '식물냉장고'가 되었다. 냉장고의 청결함이 얼마나 갈지 모르겠으나 일단 치우고 나면 속이 후

런하다.

예전에는 집에서 밥을 잘 안 해 먹어서 냉장고가 텅 비었었는데, 지금은 집에서 밥을 해 먹어도 먹는 것이 간소하니 냉장고가 가볍다. 부모님이 직접 가꾸신 텃밭 채소들을 가득 담아둔 통들이 있다. 과일은 주로 실온에 보관하는 경우가 많은데 여름에 너무 온도가 올라가면 냉장고에 보관한다. 냉장고 한쪽에는 된장과 간장만 있다. 냉동식품을 먹지 않으니 냉동실은 텅 비었다. 가끔 엄마가 떡을 보내주실 때가 있는데 그럴 때만 냉동실에 보관해두었다가 해동해서 먹곤 한다. 주식으로 먹는 현미밥이나 고구마, 감자 같은 것들은 바깥에 보관해둔다.

계절 따라 먹는 재미도 다르다. 자연식물식을 시작했던 첫여름에는 복숭아를 정말로 많이 먹었다. 제일 좋아하는 과일은 복숭아라고 자신 있게 말할 수 있다. 그러나 가을에 감과 홍시를 먹고 나서는 홍시가 제일 맛있다고 말할 수도 있을 것 같았다. 겨울에는 귤을 실컷 먹었다. 레드향은 이렇게 맛있어도 되나 싶어서 감동까지 받을 정도였다. 날이 추워지니 자동적으로 무겁고 따뜻한 음식들이 생각난다. 고구마도 식사처럼 많이 먹었다. 봄에는 딸기를 즐겨 먹었다. 그렇게 다시 두 번째 맞이한 여름에는 기다렸던 복숭아를 실컷 먹었다. 황도, 백도, 천도복숭아 등등 종류도 많다. 복숭아는 매일 먹어도 질리지가 않는다. 자두, 살구,

참외, 수박, 망고 등 여름은 과일의 계절이다. 날이 더운 만큼 수분이 가득한 과일들이 저절로 생각나는 계절이다. 철마다 먹는 과일이 다르니 지루할 틈이 없다.

자연식물식을 하기 이전에도 나는 늘 과일은 좋아했었지만 항상 식전이나 식후에 잠깐씩 먹는 디저트 정도로만 생각했었다. 고구마는 다이어트용으로 한두 개씩 먹는 정도였다. 그러나 자연식물식을 한 이후 그것들이 식단의 대부분을 차지하게 되면서 '이게 이렇게 맛있는 거였어?'를 되풀이하는 날이 많아졌다. 예전에 먹던 복숭아와 자연식물식을 하고 먹은 복숭아는 느낌이 달랐다. 똑같은 복숭아지만 내 입맛이 변한 것이다. 설탕을 평소에 먹지 않으니 과일 자체의 단맛을 더욱더 잘 느끼게 되었다. 고구마 무게를 재면서 칼로리를 계산하던 과거의 나는 사라졌다. 귤을 몇 개 먹었는지 세는 일도 없어졌다. 내가 아주 어릴 때, 칼로리의 개념도 모를 때, 남들에게 내 몸이 어떻게 보이는지 신경 쓰지 않을 때 그랬던 것처럼 배가 부를 때까지 먹는다. 어린아이 혹은 야생동물들처럼 단순하게 사는 것이다.

먹는 것이 단순해지면 냉장고가 단순해진다. 냉장고가 단순해지면 장 보는 것도 단순해진다. 장을 보러 가면 내가 보는 구역은 늘 정해져있다. 이걸 먹을까 저걸 먹을까 생각하지 않고 곧장 내가 가야 할 곳으로 가기 때문에 고민이 줄어든다. 내가 가는 구역은 과일과 채소 코너다. 고기, 해산물, 달걀, 우유, 유제품 코너까지는 갈 필요가 없다. 가공식품을 즐겨 먹지 않으니 어떤 것이 더 건강할지 영양성분표를 비교하는 시간도 줄일 수 있다. 먹는 과일과 채소의 종류가 다양한 것도 딱히 아니다. 철 따라 먹을 수 있는 것 한두 가지로 고르는 편이다. 농장에서 한 가지 정도의 과일을 박스로 주문해서 먹는 것이 더 싸고 편하다.

아직 한국에서는 채식 메뉴와 식당이 외국처럼 흔하진 않다. 비건의 뜻이 무엇인지 모르는 사람들도 꽤 많다. 그런데 오히려 이런 점이 돈 아끼는 데에는 좋다. 밖에서 내가 먹을 것이 별로 없기 때문에 외식보다는 집에서 단출하게 차려 먹는 것을 선호하게 된다. 회사에 갈 때도 도시락을 싸 간다. 내가 먹고 싶은 음식을 먹으려면 도시락 싸 가는 것이 편하다. 채식도 외식으로 충분히 융통성 있게 할 수는 있다. 멸치 육수 정도를 허용한다면 웬만한 한식 찌개는 고기와 계란을 미리 빼달라고 부탁하면 채식으로 먹을 수 있다. 맹물에 끓여달라고 부탁해도 된다. 청국장이나 순두부찌개가 좋은 선택이다. 식당이 바빠 보이면 국 대신 비빔밥 같은 것을 시킨다. 고기와 계란 정도만 빼면 된다. 김밥도 마찬가지다.

역설적이지만 한국에서 채소를 맘껏 먹을 수 있는 곳은, 뭐니 뭐니 해도 고깃집이다. 나물반찬이 기본적으로 많이 나오고 쌈채소는 무한리필이다. 구운 마늘, 구운 버섯, 구운 단호박, 다시마쌈, 쌈무 같은 것을 끝도 없이 먹는다. 그러나 대부분의 식당에서는 현미밥이 아닌 백미가 나온다. 건강과 식재료에 신경 쓴 식당이 아니고서는 기본으로 나오는 나물반찬들도 꽤 짜고 기름진 편이다. 그렇다고 가끔 외식할 때 흰밥에 정제소금을 쓴 반찬들을 먹는 것에 예민하게 굴지는 않는다. 정신건강도 중요하다. 좋은 음식을 가려서 먹더라도 강박증을 가지면 정신적으로 건강치 못한 사람이다. 신체와 정신건강은 같이 가야 한다. 그렇다고 매일 정신건강을 핑계 삼아 외식을 밥 먹듯이 하면 참 곤란하다.

나는 최대한 주변에 채식식당이 있는지 먼저 찾아보는 편이다. 식당을 미리 선택할 수 있는 경우에는 재료에 신경 쓴 자연식물식 식당으로 약속을 잡는다. 채식식당도 불량하고 건강치 못한 식당들이 많지만, 건강 때문에 식물식을 하는 사람들도 꽤 많기 때문에 유기농 식재료를 쓰고 조리를 가볍게 하는 곳도 많다. 통곡물에 향신료, 비정제 원당, 천연소금 등을 쓰고 직접 양념장을 만든다. 신경 쓴 만큼 가격이 비싸다는 점은 아쉽다. 그래서 결국 한국에서 자연식물식을 하게 되면 외식하는 횟수가 자연스럽게 줄어들 수밖에 없다. 건강하고 가격도 착한 식당이 많아지면 참 좋으련만. 나중에 한국도 외국처럼 비건 인구가 더 늘어나면 채식식당 자체는 지금보다 훨씬 더 늘어나고 가격도 더 싸질 것이라 생각한다.

외식과 가공식품으로 돈을 많이 쓰지 않기 때문에 식재료를 좋은 것으로 골라도 식비가 많이 나오지 않는다. 과일 같은 경우는 농장을 잘 찾아서 주문하면 싼 값에 많은 양을 한 번에 살 수 있다. 처음에는 잘 몰라서 백화점에서 장을 보곤 했는데, 그렇게 하면 조금만 사도 가격이 비싸고 쓰레기도 많이 나온다. 자연식물식은 더하는 것이 아니라 빼는 것이다. 밥, 과일, 채소, 고기, 생선, 계란, 우유를 먹는 것보다 밥, 과일, 채소만 먹는 것이 더 싸다. 사람들은 채식하면 비싸지 않냐고 물어본다. 콩고기, 비건 아이스크림, 비건 과자, 빵, 떡, 냉동식품 같은 가공식품을 즐겨 먹는 정크 비건을 하면 그렇다. 제철과일과 채소에 현미밥, 고구마, 단호박, 감자 등을 주식으로 하는 자연식물식을 하면 전혀 비싸지 않다.

나의 회사 도시락은 늘 비슷하다. 현미밥 한가득에 오이고추, 깻잎, 상추, 케일, 당근, 생김 같은 것인데 직원들이 먹는 연어덮밥, 불고기, 삼계탕, 돈가스보다 훨씬 싸다. 그렇다고 소식을 고집하는 것도 아니다. 자연식물식은 기본적으로 열량이 적기 때문에 지나치게 소식을 하면 충분한 열량을 얻지 못해서 늘 배가 고프고 기력이 빠지는 등의 문제가 있을 수 있다. 나는 일반식을 했을 때 얻었던 만큼의 열량을 자연식물식으로 충분히 채워서 잘 먹는다. 현미밥은 고봉으로 쌓아서 먹는다. 과일도 식사의 개념으로 먹는다. 나머지는 채소 몇 가지, 된장, 장아찌와 제철과일이기 때문에 열량은 일반식을 할 때와 비슷해도 비싸지가 않다. 원래 배불리 잘 먹으면 지갑은 얇아지고 살이 찌지만 자연식물식은 그 반대라고 볼 수 있다. 대신 과일을 주식으로 먹는 사람들은 식비가 많이 나갈 수도 있겠다.

먹는 것이 간소해지면 뭐 먹을까 고민할 필요도 없어진다. 예전에는 아침에 눈 뜨자마자 뭐 먹을지 고민했고, 자기 전에는 내일 뭐 먹을지를 고민했다. 학교 다닐 때는 수업 끝나면 친구들과 뭐 먹을지 고민, 데이트를 해도 뭐 먹을지 고민, 혼자 있으면 무엇을 시켜먹을지 고민, 회사에 가면 점심에 뭐 먹을지 고민, 여행을 가면 어느 맛집부터 갈지 고민이었다. 먹는 것 생각하다가 시간이 훌쩍 간다. 내가 먹지 않으면 남이 먹는 것을 보면서 시간을 보낸다. 선택지가 너무 많아지면 무엇을 골라야 할지 감이 안 잡힌다. 먹는 범위가 줄어들면 외식을 할 때도 선택지가 줄어든다. 많은 걸 '못' 먹기 때문에 불쌍하다는 듯이 생각하는 사람들도 있지만 못 먹는 것이 아니라 '안' 먹는 것이기 때문에 불쌍하다기보다는 조금 불편할 뿐이다. 나는 매일 비슷한 음식으로 자연식물식을 해오면서 지겹다거나 맛없다는 생각은 한번도 한 적이 없다. 간단한 식사로도 에너지가 넘치고 행복할 수 있다는 것을 알면 음식이 아닌 다른 것에도 욕심낼 필요가 없다는 것을 알 게 된다.

쓰레기가 심플해졌다는 것도 특징이다. 예전에는 플라스틱 사용에 있어서 별다른 생각이 없었다. 열심히 재활용을 하고 있으니 문제없다고 생각했다. 그러나 우연히 KBS 스페셜 '플라스틱 지구'에서 섬처럼 쌓여있는 플라스틱 더미들을 보고 난 후 충격을 받았다. 결국 자취하면서 매번 한꺼번에 사 먹던 플라스틱 생수 대신 간이 정수기를 구매했다. 우리가 사용한 플라스틱들은 그대로 바다로 들어가 미세화되고 그것을 물고기들이 먹고 있다. 이제 오염되지 않은 물고기를 찾는 것은 불가능하다고 한다. 그 물고기들을 우리가 먹고 있으니 결국 플라스틱이 우리에게 다시 돌아오는 셈이다. 플라스틱 생수에도 독성물질을 가진 미세플라스틱이 가득하다. 쓰레기는 애초에 덜 만들고, 덜 소비하는 것이 진짜 환경보호에 도움이 되는 일이라는 것을 알았다.

가공식품은 대부분 플라스틱과 비닐을 사용한다. 플라스틱 묶음으로 파는 과일들을 여러 개 사던 것은 이제 한 번에 박스째 주문하는 것으로 바뀌었다. 믿을 수 있는 곳에서 자란, 벌레가 그대로 파먹은 과일과 채소들은 맛도 더 좋다. 자연식물식을 하고 나서는 과일을 껍질째 베어 먹기 때문에 음식물 쓰레기도 많이 줄었다. 여러 번 씻어서 쓸 수 있는 면주머니와 장바구니를 미리 챙겨 가게 되었다. 혹시라도 비닐을 쓰게 되는 일이 생기면 바로 버리기가 아까워 여러 번 사용한다. 포장을 줄이거나 재활용이 가능한 재료를 사용해서 쓰레기를 줄이려는 제로웨이스트Zero Waste 운동도 있다. 아래는 제로웨이스트를 하다가 자연식물식을 하게 된 어느 가족의 글이다. 내 블로그에 단 댓글을 올려본다.

"저는 캐나다에 살고 있는 아이 셋 엄마입니다. 저는 작년 가을에 제로웨이스트의 삶을 살기로 결심했어요. 그런데 고기를 사려면 보통 스티로폼 포장지에 포장된 걸 사야 하는데 제가 살 고 있는 곳은 스티로폼이 재활용품에 포함이 안되어 있어서 스 티로폼을 사용하지 않기 위해 육류도 구입하지 않게 되었어요. 실은 정육점에 가서 준비해 간 용기에 담아오는 방법을 생각했 지만 실행하지 못하고 거의 두 달을 그렇게 고기 섭취 없이 살다 보니 슬슬 걱정이 되었죠. 단백질 섭취는 육류로 해야 하는데 아 이들이 육류 섭취를 하지 못해 성장에 문제가 생기진 않을까 하 는……. 그래서 네이버에 '채식 단백질' 이렇게 검색을 하고 베지 미나님 블로그의 글을 접하게 되었죠! 그 후로 단백질에 대한 나 의 잘못된 지식을 바로잡게 되었고 또 다른 글에서 필립 월렌의 연설 'Animals should be off the menu'를 보고 나서 채식을 결심 했죠. 아이들과 함께 이 영상과 'What The Health'라는 다큐도 보면서 가족 모두 채식을 하게 되었습니다. 한 달 전부터 유제품, 계란도 끊고 완전채식, 자연식물식을 하고 있답니다. 정말 감사해요!"

자연식물식은 미니멀리즘과 제로웨이스트의 삶을 실천하기에 가장 어울리는 음식습관이다. 자연식물식을 하고 난 이후로는 자연식물로 만든 건강한 가공식품들도 덥석 사는 것을 그만두었다. 100% 콩으로 만든 콩국물, 100% 현미 국수, 별다른 첨가물이 없는 두유와 두부, 유기농으로 만든 현미떡 등등의 자연식 먹거리들이 아무리 건강에 해롭지 않다고 해도 비닐에 담겨져 파는 경우가 많다. 먹어볼까 싶다가도 '굳이?'라는 생각이 드는 것도 사실이다. 굳이 그걸 먹고 쓰레기를 만들지 않아도 살아가는 데 문제가 없기 때문이다. 내가 먹는 단순한 식사는 매일 먹어도 맛있기에 불만족스러운 것도 아니다. 지금도 만족한다. 내가 좀 더 다양하게, 색다르게 먹어보고자 소비한 플라스틱이 그대로 바다에 버려져 둥둥 떠다니다가 바다동물들이 그것을 먹고 죽는다는 사실을 생각한다. 그렇게까지 하면서 플라스틱을 소비하고 싶지는 않다. 나는 굳이 안 먹어도 된다. 그래서 웬만하면 비닐과 플라스틱을 쓰지 않은 식재료들을 구입하려고 하고, 내가 따로 음식을 담을 용기와 면주머니를 챙겨 간다.

물론 100% 지킬 수 있는 것도 아니다. 거의 모든 것에 플라스틱과 비닐이 쓰이고 있다. 제로웨이스트는 자연식물식보다 더 어렵다. 그래도 내가 할 수 있는 건 조금이라도 해보고 싶다. 완벽하게 할 수 없다고 가만히 있는 것보다 조금이라도 하는 것이 낫다고 생각하기 때문이다. 나는 나보다 불편하게 사는 사람들을 보면 까다롭게 산다고 생각하기보다는, '왜 저렇게 사는 걸까'를 고민한다. 대개 그런 것들은 정보를 좀 찾아보면 충분히 납득이 가고 가치 있는 일이었다. 다만 처음부터 완벽하게 실천하기가 어려울 뿐이다. 그런데 완벽해야 할 이유가 있나? '저 사람은 완벽하게 잘하는데 나는 왜 못 해'라면서 자책할 필요도 없다. 또한 내가 그렇게 살지 못한다고 해서 괜히 날을 세우고 '너 하나 그런다고 세상이 바뀌냐?'라고 할 필요도 없다. 모두가 나처럼 살아야 하는 것은 아니지만, 나처럼 이렇게 사는 사람들도 있다는 것이다. 그리고 그 수는 점점 늘어나고 있다. 우리의 소비습관은 지구 환경과 사회에 밀접한 영향이 있기 때문이다.

●●●

족발 냄새에 혹하고 라면 냄새에 혹하고

모든 동물성 음식을 끊겠노라고 처음 다짐했을 때 내가 먹을 수 있는 목록 중 많은 것들이 사라지는 것을 보았다. 그 과정을 지켜보면서 '그래도 살면서 먹을 거 다 먹어봤으니 후회는 없어!'라는 생각을 했다. 자연식물식을 하기 불과 1주일 전 나는 내 인생 처음으로 닭발을 먹어봤었다. 닭발 비주얼도 그렇고 먹을 살도 없는 걸 왜 먹나 싶어서 안 먹고 있었지만 친구가 계속 맛있다고 부추겨서 큰맘을 먹었다. 맛있었다. 이래서 사람들이 닭발, 닭발 하는구나! 자연식물식을 시작하고 내가 앞으로 먹을 수 있는 음식들을 다시 정리하는 과정에서 닭발이 생각났다. 일주일 전만 해도 나는 닭발을 먹고 있었는데 사람 일 참 모르는구나. 살면서 닭발을 한 번이라도 먹어보고 자연식물식을 해서 아쉽지 않다는 생각도 했다.

그러나 시간이 지날수록 이런 생각을 했다는 것조차 부끄럽고 이성적이지 못하다는 느낌이 들었다. 남의 발을 대체 왜 먹는단 말이냐. 남의 발을 먹는 것도 이상한데 먹어봐서 아쉽지 않다니. 게다가 닭을 키우는 곳의 공장식 축산은 위생상태도 끔찍하다. 세균으로 까맣게 곪은 닭발이 해당 부위를 떼어내고 그대로 식당에 유통되고 있다는 기사를 본 적이 있다. 건국대 식품위생과학실험실의 닭발 미생물 검사결과 모란시장의 닭발에는 황색 포도상구균이 1ml당 4,600만 마리나 검출되었다고 한다. 포장마차의 닭발에는 세균이 31만이다. 내가 지금은 닭발을 먹지 않아서 다행이라는 생각이 들 정도다

음식이 더 이상 음식으로 보이지 않는 신기한 경험을 했다. 어떤 음식을 보면 그 음식이 만들어지는 과정이 눈앞에서 그려졌다. 마치 과거를 꿰뚫어보는 투시력을 가진 사람처럼 음식 하나를 보면 과거로 시간여행을 한다.

집 ← 가게 ← 공장 ← 도살장 ← 사육장 ← 소, 돼지, 닭

거꾸로 거슬러 가면 결국 슬픈 눈을 하고 있는 소, 돼지, 닭이 어른거린다. 불쾌한 사육장의 환경도, 동물 몸속에 집어넣는

엄청난 성장 호르몬제와 살충제와 약품들도, 돼지의 발에 있던 커다란 고름도, 귀와 꼬리가 다 뜯겨 파리가 꼬이는 돼지도, 태어나자마자 컨베이어 벨트를 타고 몸이 갈리는 수평아리도, 깃털이 다 빠져 새인지 분간할 수 없는 닭도, 몸을 제대로 가누지 못해 질질 끌려가는 소의 모습까지 어른거린다.

음식으로 길러지는 동물들이 어떻게 사육되고 죽는지는 유튜브에 가면 아주 쉽게 볼 수 있다. 그러나 대부분의 사람들은 알려고 하지 않는다. 그 과정을 묘사한 책들도 많다. 한국사람들은 보통 그런 영상들을 보면 '한국은 안저래'라며 얼버무린다. 시골에서 인자하게 생기신 할아버지가 동물 한 마리, 한 마리에게 이름을 지어주며 애지중지 키우는 모습을 떠올린다. 자유롭게 뛰어다니는 소와 닭들 말이다. 그런 농장들도 여전히 존재한다. 하지만 극히 적다는 것이 문제다. 오늘날 한국의 고기는 수요량을 맞추기 위해서 거의 90% 이상 공장식 축산으로 생산한다. 한국의 공장식 축산에 대해 다큐멘터리를 찍은 황윤 감독의 책 〈사랑할까, 먹을까〉와 한승태 작가의 책 〈고기로 태어나서〉를 읽어보면 한국도 미국의 공장식 축산과 거의 다를 바가 없다는 사실을 알게 된다. 설령 한국은 안 저렇다고 가정할지라도 우리의 식탁에는 미국산, 호주산, 브라질산 등의 고기가 수두룩하다.

"소, 돼지가 어떤 곳에서 사는지 아시나요?" 시민들은 대부분 "농장", "초원"이라고 답했다. 푸른 초원에서 평화롭게 풀을 뜯는 소, 우리 한구석에서 낮잠을 자는 돼지, 마당을 돌아다니며 모이를 쪼는 닭, 밀짚모자를 쓴 농부. 우리가 어릴 적 봤던 그림책들을 아이들에게도 보여주며 여전히 소와 돼지가 그렇게 살아가고 있으리라 생각한다. 그러나 이제 이런 농장은 거의 없다. 우리가 먹는 99.9%의 돼지고기는 농장이 아닌 공장에서 생산된다.

— 〈사랑할까, 먹을까〉 황윤

"죽은 건 탈탈 털어서 여기 담고 쩔뚝이는 죽여 버려. 어차피 다 냉동실에 넣어야 하니까." 제대로 움직이지 못하는 놈들은 죽이라는 얘기였는데 내가 머뭇거리자 그가 직접 병아리다리를 잡고 바닥에 패대기쳤다. (중략)… "아, 아직도 안 넣고 뭐 하고 있어?" "그게… 어, 그러니까…" "시간 없으니까 그냥 놔두고 와. 아니 그걸 그대로 놔두고 오라는 게 아니라 그냥 상자 째로 냉동실에 넣어두고 오라고." "아직 살아있는데요." "아, 누가 몰라. 그냥 집어넣고 위에 무거운 거 아무거나 올려놓고 와." 문을 닫고 돌아섰다. 냉동실에서 삐약대는 소리가 울리고 있었다.

— 〈고기로 태어나서〉 한승태

이런 진실들을 접하고 난 이후부터는 음식들이 다르게 보이기 시작했다. 동물성 원료가 하나도 들어있지 않은 비건 케이크와 그냥 일반 케이크를 볼 때 느껴지는 감정이 다르다. 생긴 것은 둘 다 똑같다 할지라도 '이건 비건 케이크예요' 하면 그것은 그냥 음식이었고, '이건 그냥 케이크예요' 하면 소와 닭이 제일 먼저 생각난다. 길거리, 마트, 식당의 수많은 음식들을 봐도 똑같다. 저것은 음식이 아니라 동물이었다. 동물을 먹기 위해서는 반드시 죽여야 한다. 나무에서 사과를 따는 것은 쉽지만 동물의 목숨을 빼앗는 것은 쉽지 않다. 개와 고양이가 살고 싶은 것처럼 소, 돼지, 닭, 물고기도 마찬가지였다. 그들도 살고 싶어 한다.

그러나 이성을 흔들 만큼 강한 자극을 주는 것이 있으니 그것은 바로 냄새다. 길을 걷다가 족발 냄새에 혹한 적이 있었다. 순간적으로, '맛있는 냄새다!'라는 생각을 했다. 예전에 집에서 족발 2인 세트를 시켜서 혼자 뜯어 먹던 시절도 생각났다. 그러나 맛있겠다는 생각이 들었다고 해서 당장 돼지의 발과 다리를 뜯어 먹지는 않았다. 예전에는 돼지의 발이 '요리'로 변신하기 전의 모습은 생각을 못 했다. 우리는 '돼지의 발' 대신 '족발'이라는 이름을 붙여 요리로 바꾼다. 돼지의 발인 것을 알아보기 힘들도록 잘게 잘라서 살점만 내놓는다. 만약 돼지의 발굽과 함께 통째로 구운 요리가 있다면 아마 대부분의 사람들은 식욕을 잃을 것이다. 닭발에서 닭의 발톱이 나올 때 식욕을 잃는 것과 비슷하다. 그러나 나는 당근 요리에 뿌리가 딸려서 나오든 사과 파이에 사과씨가 실수로 들어가 있든 혐오감을 느끼지는 않는다.

그래서 나는 곧 이성을 되찾을 수 있다. 족발의 원형을 생각해보면 식욕이 뚝 떨어지기 때문이다. 왜 하필 돼지의 발인가. 코끼리 발이나 사람 발도 간장과 설탕에 절여 삶으면 맛있는 냄새가 날 게 분명하다. 돼지의 발로 만든 요리가 한국에서 익숙해져 있기 때문에 그렇지, 다른 나라와 문화에서는 사람 발이나 고양이 발이나 코끼리 발 따위를 먹을 수도 있는 노릇이다. 왜 돼지는 괜찮고 고양이와 코끼리 발은 안 될까. 우리는 일종의 차별을 하고 있는 것이다. 이런 질문들은 나에게 고기는 음식이 아닌 동물이라는 사실을 인식시켜주었다. 나만 그런 것이 아니라 유명한 위인들 중에도 이런 질문을 고민했던 사람들이 굉장히 많다. 아인슈타인, 슈바이처, 간디, 에디슨, 소크라테스 등 이름만 들어도 다 아는 사람들도 채식을 했다는 사실을 내가 음식을 바꾸고서야 알게 되었다.

내가 그랬듯이, 다른 사람들도 동물 살해를 지금의 살인과 똑같이 여길 날이 올 것이다.

— 레오나르도 다빈치

도살장이 있는 한, 전쟁은 사라지지 않을 것이다

— 레프 톨스토이

도살장 벽이 유리로 되어있다면, 모든 사람은 채식주의자
가 될 것이다.

— 폴 매카트니

라면 냄새에 혹한 적도 있다. 라면은 족발보다 냄새가 훨
씬 더 자극적이었다. 내가 잊고 있었던 불량의 세계를 떠올려주
는 냄새였다. 그러나 역시 나는 그걸 내 입에 넣고 싶다는 생각까
지는 하지 않았는데 그 이유는 이것이 도저히 자연에서 날 수 없
는 냄새였기 때문이다. 내가 평소에 먹던 현미밥, 오이고추, 복숭
아, 배, 상추, 바나나에서는 절대 날 수 없는 냄새다. 이런 인위적
인 냄새와 맛을 만들기 위해서 어떤 재료들을 넣었을지 떠올려보
면 쉽사리 내 몸에 넣고 싶지는 않아진다. 장난감 같은 공장음식
을 만들기 위해서는 다음과 같은 것이 필요하다.

소맥분, 팜유, 감자전분, 변성전분, 난각칼슘, 정제염, 채소
조미추출물, 면류첨가알칼리제(산도조절제), 혼합제제(산도조절
제), 올리고녹차풍미액, 비타민B2, 스프류 정제염, 소고기맛베이

스, 정백당, 육수맛조미베이스, 볶음양념분, 조미소고기분말, 조미아미노산간장분말, 마늘발효조미분, 분말된장, 마늘베이스, 간장분말, 조미양념분, 조미홍고추분말, 후춧가루, 5'-리보뉴클레오티드이나트륨, 복합양념분말, 칠리맛풍미분, 돈골조미분말, 매운맛조미분, 호박산이나트륨, 후추풍미분말, 우골마늘조미분, 조미효모분말, 양파풍미문, 발효표고조미분, 분말카라멜 (캐러멜색소, 물엿분말), 생강추출물분말, 표고버섯분말, 이스트조미분, 건파, 건청경채, 건표고버섯, 건당근, 건고추……

이때까지 아무런 의심도 없이 이런 가공식품들을 몸속에 집어넣고 살았다. 이런 것들로 인해 몸 안에서 벌어지는 일은 생각을 못 하고 내 혀와 배를 즐겁게 해줄 일만 생각했다. 음식은 공장에서 나왔지만, 내 몸은 공장이 아니다. 그래서 나는 채식 라면도 사 먹은 적이 없다. 그렇다고 일부러 꾹 참으면서 안 먹는 것은 아니다. 지금의 내 입맛으로는 너무 짜고 기름질 것 같아서 먹지 않는다. 또한 대부분의 라면은 채식, 육식과 상관없이 팜유를 사용한다. 팜유 생산을 위해서 열대우림이 파괴되고 많은 동물들이 살 곳을 잃어 불에 타 죽는 것을 알고 난 이후에는 더욱더 먹을 이유가 없어졌다.

대신 따뜻한 국물과 면이 생각나면 집에서 직접 해 먹는다.

다시마, 양파, 양배추, 버섯 등을 물에 넣고 채수를 우려낸다. 메주와 천일염으로 만든 간장을 넣는다. 삶은 메밀면, 통밀면이나 현미면을 넣는다. 기호에 따라 채소를 더 넣는다. 만드는 데 10분이 안 걸린다. 간이 싱거우면 천연소금 더 뿌리면 되겠고 얼큰한 것이 좋으면 약간의 향신료를 넣으면 된다. 내 입맛에 맞게 간을 조절하면 대부분의 음식이 맛있어진다.

나는 우리가 오랜 세월 동안 화식과 가공식품에 익숙해져 있다는 것을 안다. 지금 당장 침팬지들처럼 숲 속에 들어가서 바나나만 따 먹고 살 수는 없다. (열대지방에서는 과일, 채소, 견과들만 먹고 사는 사람들도 있다) 도시생활을 하면서 음식습관을 바꾸려면 '최고'보다는 '최선'을 생각하는 것이 도움이 된다. 한국에서는 열대과일을 4계절 내내 구하려면 가격이 만만치 않고 품질도 좋지 않아서 과일식을 유지하기가 힘들다. 내가 살고 있는 환경과 제철에 맞는 과일을 먹는 것이 가장 자연스럽고 건강하다. 융통성이 필요하다. 가공식품에도 단계가 있다. 모든 가공식품을 안 먹는다고 생각하기보다는, 최선의 가공식품들을 선택한다고 생각하면 얼마든지 즐겁고 건강한 음식습관을 가질 수 있다. 조금씩 조금씩 건강에 가까워지려고 하되 내가 만족할 수 있어야 한다. 만족하기 위해서는 그 과정이 반드시 즐거워야 한다. 이런 음식습관이 자연스럽게 잡히기 위해서는 동물성 음식이나 최악의 가공식품은 집에 웬만해선 들이지 않는 것이 좋다. 그런 것들이 생각날 때마다 대신해서 먹을 수 있는 건강한 재료들을 미리 집에 구비해두면 도움이 된다.

충동적으로 먹고 싶은 생각이 들 때마다 한 번 더 질문을 해본다. 이 음식이 내 몸과 지구에 어떤 영향을 끼치는지 한 번 더 세심하게 생각해본다. 내 몸이 소중한 것은 당연하거니와 내가 몸담고 있는 이 지구 생태계도 소중하다. 내가 지구에서 인간이라는 종으로 살아가고 있듯이 다른 식물들과 동물들도 인간과 마찬가지로 우리와 함께 공존하며 살아가고 있는 것일 뿐이다. 그것이 중요하겠다. 그것이 나에게는 중요한 문제다. 인간과 동물에 대한 내 사고방식을 바꿔주었던 다큐멘터리 〈Earthlings : 지구생명체〉에서는 이런 대사가 나온다.

동물은 인간의 형제도, 인간의 종도 아니며 우리와 마찬가지로 생명과 시간의 그물에 갇혀 지구의 장려함과 고통을 나누는 구성원이다.

해외여행도 과일 하나로 가능했다

러시아 블라디보스토크에 다녀왔다. 사실 내가 자연식물식을 하기 몇 달 전에 친구와 계획했던 여행이었다. 러시아에 꽃게, 랍스터, 새우 같은 해산물이 아주 유명해서 그 당시에는 먹방을 찍자고 난리였다. 그러나 돌연 내가 자연식물식을 하게 되었고, 친구와 나 둘 다 당황한 상황이 발생했다. 식당을 다시 골라야 했다. 친구와 내가 먹을 수 있는 식당을 검색해봤지만 채식식당이 많지는 않았다. 대신 일반 식당의 메뉴판들을 뒤져서 내가 먹을 수 있는 게 있는지 살펴보았다.

러시아에는 뭐 그리 고기가 많은지, 송아지고기, 양고기, 소의 혀, 소의 간, 염소 등등 이 나라 사람들도 동물을 많이 먹는다.

예전에는 몰랐지만 나는 이제 송아지고기가 어떻게 만들어지는지 알게 되었다. 알고 난 이후 웃으면서 내 입에 넣을 수가 없어졌다. 해산물도 유명하다. 곰새우는 인기가 아주 많아서 한국인들 때문에 씨가 마를 지경이라고 한다. 새우면 새우지, 러시아에서 태어난 곰새우는 무슨 죄일까. 사실 네 발 달린 동물에 비해서 어류에게 감정이입이 덜 되곤 하는데, 이제 생선회를 뜨는 영상만 우연히 봐도 내 살이 칼로 베이는 것처럼 소름이 돋곤 한다. 물 밖으로 나와 도마 위에서 헐떡이는 모습을 보면 생각이 예전 같지가 않다. 머리가 잘린 새우를 봐도 많은 생각이 든다. 스위스에서는 동물학대 문제로 갑각류들을 산 채로 끓이는 것이 불법이다. 살면서 바다생물 좀 먹을 수야 있겠지만 '우리가 분명 곰이나 너구리는 아닌데 굳이 불필요하게 죽여서 먹어야 할까'라는 생각이 들어서 먹지 않게 되었다.

자연식물식으로 여행하는 것은 힘들지 않았다. 내가 늘 먹던 현미밥과 오이고추를 못 먹어서 살짝 아쉬울 뿐이었다. 예전에는 항상 음식이 중요했다. 그 나라에서 꼭 먹어야 하는 음식, 꼭 가야만 하는 맛집, 꼭 사야 하는 음식선물이 있었다. 그런 걸 먹으면 그 당시에는 여행이라는 것 때문에 기분이 들뜰지는 모르지만 맛은 다 거기서 거기다. 유명하다는 초콜릿은 결국 초콜릿 맛이었고, 유명하다는 과자는 결국 어디서 먹어본 맛이었다. 유명하다는 고기도 결국 고기 맛이다. 특별한 것은 없다. 그렇게 먹고 나서 남는 것은 늘어난 살과 과식을 했다는 죄책감, 돈은 돈대로 쓰고 속이 편하지가 않다.

이제 음식이 중요하지 않은 나에게는 여행 중 어느 식당을 가든 문제가 없었기 때문에 친구가 가고 싶어 하는 맛집은 기꺼이 같이 가주었다. 음식도 사람에 따라서 여행의 요소가 될 수 있기 때문이다. 식당에서 내가 먹을 수 있는 게 도무지 없다면 식당에서 과일을 먹었다. 먹지 말라고 주의를 주는 식당이나 카페는 없었다. 샐러드를 시켜서 바나나를 넣어 함께 먹기도 했다. 친구가 주문한 요리에 구운 감자도 나와서 같이 먹었다. 해산물 식당에서는 밥과 샐러드를 시켰다. 집에서 미리 들고 온 김도 챙겼다. 주말에 열리는 시장에서는 그 나라 제철과일을 먹는 재미가 있다. 산딸기 한 팩을 사서 벤치에 앉아 시원한 바람을 맞으면서 먹었다. 바나나는 즙이 뚝뚝 흐르지 않아서 밖에서 돌아다니면서 먹기에 최적이었다.

먹는 것에 돈을 많이 안 쓰다 보니 돈이 많이 남았다. 동행한 친구는 기념품은 거의 안 샀지만 맛집에 돈을 많이 써서, 마지막 날에 내 돈까지 빌려주었다. 기념품도 예전 같으면 이것저것 많이 샀겠지만 이제 동물로 만든 음식과 물건은 선물이라도 굳이 내 돈 주고 사지 않는다. 나도 먹지 않는 음식을 기념이라고 사서 남 주는 것도 미안하다.

여행을 갔다 와서 기억에 남는 것을 생각해보았다. 기념품이나 열심히 찍어둔 음식과 명소 사진은 아니었다. 생각보다 사소한 것들이 기억에 남았다. 노을이 질 때 보라와 주황이 적절히 섞인 보라카이의 해변, 프라하의 카를교Charles Bridge 위에서 들었던 길거리 바이올린 연주, 하와이 해변에서 시간 가는 줄 모르고 물놀이를 하느라 벌겋게 탄 손등, 밤바람이 너무 많이 불어서 숨도 제대로 못 쉬었지만 뭐가 그렇게 웃겼는지 깔깔거렸던 제주도, 그날의 공기와 분위기와 느낌이 떠오르곤 했다. 그러나 대학생 때 방학 프로그램으로 3주간 갔었던 뉴욕대학교NYU에서는 별다른 기억이 없다. 공부하러(사실은 놀기 위해) 간 것이었지만 그때는 정말 먹기만 했었다. 학교급식이 어찌나 잘 나오는지 전형적인 서구식 음식들을 먹느라 정신이 없었다. 초콜릿, 피자, 햄버거, 감자튀김, 마카롱, 스파게티, 샌드위치, 베이글, 부리또, 치즈오믈렛, 과자. 수업이 끝나면 쇼핑을 하기 위해서 몇 시간씩 돌아다녔으며 유명한 쉑쉑버거Shake Shack Burger를 먹기 위해 오랜 시간을 기다리기도 했다. 미술관이나 유명한 뮤지컬도 보긴 했는데, 돌아와서 생각해보니 먹은 기억만 떠오른다. 정말 많이 먹었다. 그 이상도 이하도 아니었다. 지금 다시 뉴욕을 가게 된다면 많이 다를 것이다.

처음 자연식물식을 결심했을 때 했던 고민이 있다. 나는 여행을 좋아하는데 먹는 것을 바꾸면 여행도 잘 못 가게 되지 않을까? 음식습관을 대다수의 사람들과 다르게 바꾸면 남들보다 부지런해야 하는 것이 맞다. 남들보다 신경 쓸 게 좀 더 많기 때문이다. 그러나 내가 조금만 더 부지런하면 얻는 것이 훨씬 더 많아진다는 것을 알게 되었다. 인간관계도 마찬가지다. 내가 자연식물식을 한다고 해서 남들과 같이 메뉴를 고를 때 주눅 들 필요도 없고, 식당에서 요구할 때 죄송할 필요도 없었다. 사람마다 누구는 한식을 더 좋아하고, 누구는 느끼한 걸 잘 못 먹고, 누구는 해산물 알레르기가 있고, 누구는 육회는 못 먹는 것처럼 나도 그냥 고기를 먹고 싶지 않은 것뿐이니까.

만약 친구가 여행 중 내가 고기를 안 먹어서 불편했다고 한다면, 나 또한 마찬가지로 친구가 고기를 먹어서 메뉴 선택이 불편했다고 할 수 있다. 어느 한쪽만 일방적으로 맞춰줘야 하는 건 아니다. 소중한 사람들끼리 다들 서로 맞추고 살아간다. 우리가 간소한 음식을 먹고 미니멀리즘을 실천하기만 하면 인간정리도 저절로 된다. 내 인생에서 정말 필요한 것들만 남기 때문이다. 그때 나와 같이 블라디보스토크에 갔던 친구는 1년 후 나의 영향을 받아 자연식물식을 하고 있다. 건강도 건강이지만 동물과 환경에 대해서도 정보를 접한 이후, 나의 소중한 친구로 여전히 내 옆에 자리를 하고 있다.

러시아에서 과일을 실컷 먹으며 보냈던 여행은 앞으로 내가 살아가고 싶은 인생의 방향을 알려주었다. 어딜 가든 그 나라의 제철과일만 있으면 즐겁게 여행할 수 있겠구나. 많은 돈도, 기념품도, 많은 짐도 필요 없이 그냥 그렇게 단순하게 살 수 있겠구나. 많은 것을 원하지 않아도 잘 살아갈 수 있겠다는 생각이 들자 나는 더 자유로워지기 시작했고 내가 더 사랑스러워졌다.

사회생활은
삼겹살이 아니다

4

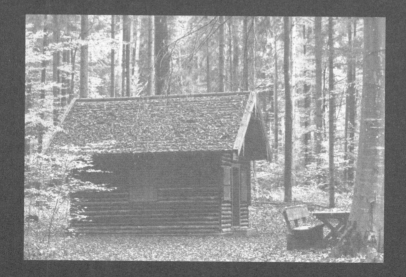

세상에서 가장 아름다운 생일 케이크는?

나는 2월 26일에 태어났다. 점점 생일에 대해서 딱히 특별한 의미를 두지 않게 된다. 음식을 바꾸고 처음 맞이하는 생일이 되었다. 예전에는 생일선물로 받고 싶은 목록을 미리 생각해두고 친구들과 가족들에게 애교를 부리면서 받아냈었다. 나는 어릴 때부터 장난감 사달라고 떼쓴 적이 한 번도 없었을 정도로 얌전하고 욕심이 없던 아이였다. 세 자매 중에 둘째였는데도 서러운 것 없이 부모님의 사랑과 관심이 오히려 동생에게 많이 가길 바랐던 아이였다. 부모님이 선물로 무얼 갖고 싶냐고 물어보면 책을 사달라고 하던 아이였다. 어린 나이에 어른들이 읽는 책이 이해는 안 갔지만 말 그대로 글자를 읽으면서 나름 뿌듯해했었다.

그러나 초등학교 고학년, 중학생이 되면서부터 책보다 더 좋아 보이는 것들이 갖고 싶어졌다. 옷, 내가 좋아하는 캐릭터 필통, 가방, 모자, 화장품, 향수, 목걸이, 지갑, 시계, 인테리어 소품들처럼 예쁘고 귀여운 것들이 갖고 싶어졌다. 생일에는 케이크도 꼭 필요했다. 타지에서 혼자 보내기도 했던 생일에도 꼭 케이크를 사서 먹곤 했다. 생일은 필요한 것을 뻔뻔하게 얻어낼 수 있는 날이기 때문에 누가 무얼 갖고 싶냐고 물어보면 필요하지 않은 것도 어렵게 생각해내어서 받아내었다. 생일을 널리 알렸고, 사람들이 내 생일을 까먹거나 선물을 주지 않으면 괜찮다고 하면서도 내심 서운했었다. 그러나 자연식물식을 하고 처음 맞이한 나의 생일, 나는 다시 욕심 없던 어린시절처럼 갖고 싶은 것이 없어졌다. 갖고 싶은 것이 굳이 있다면 책이라고 말할 수 있는 사람이 되었다. 겉모습을 치장하고, 아기자기한 것들을 수집하는 것에 이제 흥미가 없어졌다. 아무리 내가 가진 것이 많고 겉을 화려하게 꾸며도 내면이 비어있으면 소용이 없다는 생각이 들었다. 그래서 내 내면을 지식과 지혜로 채워줄 수 있는 책이 좋다. 생일 알림도 이번에는 꺼버렸다. 그래서 이번에 진짜로 내 생일을 기억해주고 축하해주는 사람들이 참 고마웠다. 물론 잊었다고 해도 서운한 건 없다.

　　평소 요리 없이 간소한 밥상을 지향하는 편인데, 엄마가 생일에는 꼭 미역국을 먹으라며 신신당부하셔서 무, 양배추, 자연산 미역, 천일염 약간 더해서 푹 끓였다. 생일날 아침 현미밥 한 가득 곁들여 기분 좋게 먹었다. 우리 엄마는 내가 자연식물식을 한 이후로 나한테 무엇을 해줘야 할지 잘 몰라서 슬퍼하신다. 그렇게 좋아하던 고기도 이제 안 먹으니 택배로 보내줄 것이 없어서 엄마 노릇을 못 한다고 생각하게 되셨다.

"민연아, 생일인데 떨어져 있어서 예전처럼 음식을 해줄 수도 없고 무얼 사서 보내줄까?"

처음에는 과일을 사주신다고 했는데 과일은 회사에서 충분히 먹고 있어서 떡을 사달라고 했다. 사실 먹어도 그만 안 먹어도 그만이지만 엄마가 해주고 싶어 하시니 떡이 괜찮을 것 같았다. 떡을 생각 못 했다며 쑥떡과 함께 비건 빵까지 검색해서 주문해주신 엄마. 우리 엄마는 이제 과일이나 채소를 보내주실 때 가장 행복해하신다. 엄마가 보내주신 현미 쑥떡은 냉동실에 넣어놓고 조금씩 먹었다. 사실 떡은 자연식물식을 하면서 거의 먹지 않았다. 원래 떡볶이를 정말 좋아했었는데 간소하게 먹은 이후로 신기하게도 떡 생각이 거의 안 났다. 생일날 오랜만에 먹은 쑥떡의 쫀득쫀득한 식감이 재밌었다.

생일 전날에는 회식이 있었다. 메뉴가 무엇일지 몰라서 바나나를 챙겨서 같이 식당으로 갔다. 그런데 부대표가 내가 먹을 샐러드와 과일을 미리 주문해놓았다고 했다. 센스에 감동하고 식탁에 앉아 샐러드가 나오길 기다렸는데 생각보다 빨리 나오지 않았다. 다른 사람들 메뉴가 나올 때도 샐러드가 나오지 않아서, 미리 들고 온 바나나 한 개를 까먹었다. 조금 뒤 나를 위한 샐러드가 등장했는데 저 멀리서 촛불이 보였다. 늦게 나온 이유가 있었다.

생전 처음 보는 샐러드 케이크였다. 내가 평소 자극적인 양념을 피하고 생채식을 즐겨 하는 걸 대표가 너무 잘 알아서 드레싱도 뿌리지 않았다. 말 그대로 생채소와 방울토마토, 파프리카가 있는 샐러드였다. 레몬에 촛불을 꽂아서 축하 노래와 함께 들고 왔다. 그냥 평범한 회식으로 생각했기에 전혀 예상치 못했는데 직원 맞춤형 케이크라니. 아이디어가 놀라워서 감탄했다.

늘 직원들 생일 때는 동물성 재료가 들어간 케이크를 사 와서 나는 먹지 않고 먹는 시늉만 했었다. 내 생일에는 과일로 케이크를 만들어줘야 한다며 장난치던 사람들이라 '내 생일에는 무슨 케이크를 해줄까?' 궁금했는데 너무 감동받아서 울 뻔했다. (자연식물식 케이크도 있다. 현미가루, 통밀, 카카오, 두부, 캐슈넛, 씨앗 등등을 이용해서 얼마든지 건강한 케이크를 만들 수 있다) 내가 이때까지 살면서 받아본 케이크 중에 가장 예쁜 케이크. 동물의 눈물이 없는 알록달록한 자연식 케이크. 누구 아이디어냐고 물어보니 대표 아이디어라고 했다. 회사 자랑 안 할 수가 없다. 정말 감사했다.

샐러드와 함께 미리 들고 온 바나나를 먹었다. 바나나를 먹고 있는데 식당 주인분이 '바나나 드시길래…' 하면서 청포도를 주셨다. 아마 채식인을 위해 샐러드에 초를 꽂아달라는 주문을 받고 많이 당황하셨을 텐데, 식당에서 바나나 여러 개를 까먹고 있는 걸 보고 또 놀라셨을 테지. 그분께 재밌는 기억으로 남았으면 한다. 바나나 다섯 개를 먹고 샐러드도 천천히 다 먹었다. 이렇게 먹으면 포만감이 대단하다.

나는 참 행복한 사람이다. 진심을 담아서 축하해준 모든 사람들께 감사한 하루였다. 자연식물식을 하고 맞이한 나의 첫 생일이라서 기억에 오래 남을 것 같다. 나는 그동안 나의 생일을 위해서 얼마나 많은 동물들을 죽였던가. 잠깐의 즐거움을 위해 한 생명에게 고통을 줄 만큼 내가 그렇게 대단한 존재일까. 우유와 계란은 잔인한 음식이 아닌 것 같지만, 오늘날 공장식 축산에서는 우유와 계란 생산이 가장 잔인하다. 젖소와 암탉은 태어나서 죽을 때까지 인위적인 방법으로 젖을 생산하고 알만 낳다가 결국 고기로 도살당한다. 소는 사람처럼 임신을 해야 젖이 나오기 때문에 매일 강제로 임신을 당한다. 나의 탄생을 축하하기 위해 적어도 나만큼은 다른 생명을 죽이는 일에 동조하고 싶지 않다는 마음이다. 나는 인간으로 태어나 식물도 먹지 않으면 살 수가 없기에 식물은 먹어야 하겠지만, 동물은 먹지 않을 수 있다. 앞으로 나의 길고 긴 인생의 남은 생일들을 동물의 눈물 없이 축하할 수 있어서 그게 가장 기쁘다. 나이를 한 살 더 먹은 것을 축하하기보다는 나 자신이 전보다 더 나아진 사람이 된 것을 축하하고 싶다. '나아진다는 것'은 '남들보다 나아진다'는 뜻이 아니다. '예전의 나보다 나아졌다'는 뜻이다. 말로 모건^{Marlo Morgan}의 소설 〈무탄트 메시지〉에서는 호주 원주민 참사랑 부족과의 대화가 나온다. 소설 속의 부족들은 나이 먹는 것을 축하하지 않는다고 했다. 그들은 나아지는 것을 축하했다.

내가 생일 파티에 대해 이야기하자, 그들은 열심히 귀를 기울였다. 나는 케이크와 축하 노래, 생일선물 등을 설명하고, 나이를 한 살 더 먹으면 케이크 꽂는 양초의 수도 하나 더 늘어난다고 이야기했다. 그들이 물었다.

"왜 그렇게 하죠? 축하란 무엇인가 특별한 일이 있을 때 하는 건데, 나이를 먹는 것이 무슨 특별한 일이라도 된다는 말인가요? 나이를 먹는 데는 아무 노력도 들지 않아요. 나이는 그냥 저절로 먹는 겁니다."

내가 물었다.

"나이 먹는 걸 축하하지 않는다면, 당신들은 무엇을 축하하죠?"

그러자 그들이 대답했다.

"나아지는 걸 축하합니다. 작년보다 올해 더 훌륭하고 지혜로운 사람이 되었으면, 그걸 축하하는 겁니다. 그러나 그건 자기 자신만이 알 수 있습니다. 따라서 파티를 열어야 할 때가 언제인가를 말할 수 있는 사람은 자기 자신뿐이지요."

●●●
삼겹살 없이 사회생활 못한다고?

회식을 했다. 이날 점심은 평소처럼 도시락을 싸 와서 먹었고, 회식 메뉴가 무엇일지 몰라서 일단 채소 담은 도시락 통을 집에서 하나 더 챙겨왔다. 항상 미리 준비하는 자세를 가져야 편하다. 저녁쯤 되어서 알게 된 메뉴는 삼겹살이다. 회사에 있는 레드향도 챙겨서 같이 밥을 먹으러 갔다.

남들과 다르게 살면 마음이 외로울 때가 종종 있는데, (주변에 공감할 수 있는 사람이 잘 없기 때문이다) 소소한 것에서 배려 받는다고 느낄 때 정말 감사하고 기쁘다. 우선 우리 직원들은 뭔가를 먹게 되면 항상 '민연이 먹을 거는?', '근데 민연이 먹을 게 없네', '이건 먹을 수 있나?', '거기 민연이 먹을 거 있어?' 등등 질문을 한다. 평소에 나를 항상 먼저 염두에 두는 건 아니지만, 뒤늦게라도 '아 맞다, 근데 민연이 먹을 거는?' 하고 말한다. 메뉴가 고깃집이면 고기 냄새가 괜찮은지 물어봐준다. 고깃덩어리를 보는 것이 사실 마음 편하지는 않지만, 그걸 먹는 사람들을 나는 미워하지 않는다. 잔인하고 이기적이라서 그런 것이 아니다. 예전에 아무것도 모르고 고기를 신나게 먹었던 나처럼, 도살 영상을 보고도 금세 잊고 먹었던 나처럼, 사람마다 알아가고 받아들이는 데 있어서 시간이 다르다. 혹은 알더라도 가치관이 아예 다를 수도 있다. 그래서 나는 내 눈앞에서 누가 무엇을 먹든 크게 신경 쓰이지 않고 간섭하지 않는다. 반대로 내가 먹는 것에도 간섭받길 원하지 않는다.

채식하는 사람이 고깃집에서 먹을 수 있는 것 또한 많다. 동물성 음식 모두 덜어낸 비빔밥, 고기 안 들어간 된장찌개(해산물 육수를 허용한다면), 공깃밥, 나물반찬, 샐러드, 파채, 버섯, 양파조림, 쌈채소, 쌈무 등등이 있다. 나는 입맛이 변해서 일반식당에 나오는 반찬들이 좀 기름지고 짜게 느껴진다. 외식하면 공깃밥에 쌈채소만 먹어도 맛있다. 간이 된 나물반찬 등도 나에게 간이 적당하면 먹는다.

이 날은 공깃밥을 시켰는데, 내가 공깃밥을 시키면 항상 직원들은 마음이 안 좋은지 진짜 다른 거 더 먹을 게 없냐고 같이 메뉴판을 확인한다. 나는 맨밥에 생채소만 먹어도 아주 만족스럽다. (대신 공깃밥을 많이 먹는다) 그런데 사람들은 항상 다양한 반찬을 먹어야 잘 먹었다고 생각하는 경우가 많다. 그래서 같이 구워 먹을 양송이버섯을 시켰는데 아주 푸짐하게 나왔다. 직원들은 양송이버섯에 고깃기름이 묻는 것도 신경 써준다. 먼저 양송이버섯부터 굽고 고기를 구워야 내가 편하게 먹을 수 있다고 그랬다. 고깃기름 묻은 음식과 묻지 않은 음식이 있다면 당연히 후자를 선택한다. 그러나 이렇게 남들과 외식할 때는 조금 기름이 묻더라도 크게 개의치 않으려고 한다. 그런데도 이렇게 먼저 신경 써줘서 정말 고마웠다. 식당 종업원이 고기를 구워준다면서 비곗덩어리로 불판을 쓰윽 칠하자 나보다 우리 직원들이 놀라서 그만하시라고, 우리가 알아서 버섯부터 구워 먹을 테니까 괜찮다고 했다. 그래서 기름 안 묻은 부위에 몰아서 버섯부터 열심히 굽기 시작했다. 다른 테이블은 벌써 고기를 굽고 먹고 있지만 내가 있는 테이블은 버섯이 구워지기를 기다려야 했다. 미안해서 그냥 고기도 같이 구워도 된다고 했지만 직원들은 이렇게 해야 서로 편하게 먹을 수 있다며 괜찮다고 했다. 어쩔 때는 이런 과한 배려가 부담이 되기도 한다. 내가 지나치게 남들과 다른 특이하고 신기한 사람이 된 것 같기 때문이다.

버섯이 구워질 동안 밑반찬으로 단호박 무스와 샐러드를 먹었다. 직원들이 본격적으로 고기를 구워 먹을 동안 공깃밥에 내가 집에서 가져온 쌈채소도 같이 먹고, 양송이버섯도 배가 충분히 부를 만큼 먹었다. 다 먹고 나서는 사무실에서 미리 가져온 레드향까지 먹었다. 이 레드향도 다른 직원이 집에서 가져다 준 것이다. 다들 집에서 안 먹는 과일이 있으면 사무실로 종종 가져다준다. 즐거운 회식이었다. 자연식물식의 좋은 점은 평소보다 조금 과식하더라도 기름진 느낌이 없어서 더부룩하지 않다는 것이다. 예전에는 항상 기름진 음식으로 과식을 하면 속이 부대껴서 소화가 되기 전까지는 잠을 못 잤다. 그래서 늘 새벽녘에 겨우 잠들곤 했다. 저녁 늦게 기름진 음식을 먹는 습관이 있으면 생활 패턴은 자연스럽게 밤낮이 바뀐다. 이제는 저녁에 외식을 하더라도 일찍 잠자리에 들 수 있다.

우리 회사는 확실히 젊고 개방적인 문화를 가졌다. 그래서 자연식물식을 지향하면서 회사를 다니기에 훨씬 수월하다. 건강상의 이유든 윤리적인 이유든 채식을 한다고 하면 질문 사례가 쏟아지는 것이 일반적이다. 보통 사람들은 채식인들이 채식을 강요한다고 하는데 실제로는 육식 강요가 훨씬 심하다. (물론 채식을 강요하는 사람들도 있다! 무엇이든 강요는 좋지 않다) 나도 처음에는 적응하기가 힘들었다. 그냥 동물 말고 식물을 먹기로 한 것뿐인데 다양한 이야기를 듣는다.

"단백질은 충분해?"

"평생 고기 안 먹나 내기할래?"

"채식? 갑자기 왜? 불교?"

"이런 걸 못 먹어서 불쌍해서 어떡해..."

　　다양한 문화와 인종, 종교가 공존하는 나라에서는 '다양'
해도 눈에 잘 안 띈다. 그러나 머리도, 옷도, 화장도 똑같은 한국
에서는 '다양'하면 눈에 잘 띈다. 이런 지나친 관심들과 장난 섞
인 말들이 기분 나빠도 그냥 웃고 넘겨야 했다. 내가 무엇을 먹든
관심을 안 가졌으면 좋겠다는 마음이 굴뚝같았다. 왜냐하면 나
도 남들이 무엇을 먹든 관심을 안 가지기 때문이다. 나는 자연식
물식을 하면서 직원들이 고기를 먹을 때마다 갑자기 도살장 영상
을 보여준다거나, 가공육이 발암물질이라거나, 공장식 축산이 얼
마나 비위생적인지에 대해 말한 적이 없다. 채식이든 일반식이든
자신이 먹는 음식에 대해 이러쿵저러쿵 설교 섞인 이야기를 듣고
싶은 사람은 없기 때문이다.

　　남이 무엇을 하는지 관심을 갖는 것이 '정'이라고 생각하는
한국의 문화 때문일까. 한국에서는 출생지, 나이, 가족관계, 애인
유무, 결혼유무, 종교와 같은 사생활을 물어보는 것을 실례라고
생각하지 않는 편이다. 그러나 그것이 도를 넘어서면 무례함이

될 수 있다. 내가 운영하는 블로그의 한 구독자분은 아래와 같은
경험을 들려주었다.

> "실제로 비건을 지향하는 페스코 베지테리언인데도 저한
> 테 '고기 안 먹어서 그래, 식물성 단백질은 골밀도를 손상시켜,
> 영양실조 걸리면 어떻게 해?' 등등 수도 없이 많이 들었어요. 중
> 국인들, 홍콩인들, 타이완인들 등등 저한테 이런 말 한 사람은 한
> 명도 없었는데, 저한테 이런 말을 한 사람들은 죄다 한국인이었
> 어요. 일반화하거나 한국인을 싫어하는 건 아니지만, 한국의 집
> 단문화와 골고루 먹어야 한다는 고정관념이 확고해서 그런지 유
> 독 비건 및 베지테리언에 대한 훈수가 많은 건 사실입니다. 잠깐
> 호주에 있었을 때도 호주에 거주하는 한인들에게도 상당히 많이
> 들었습니다. 제가 채식 지향의 삶을 살아보니 오히려 채식 강요
> 보다는 육식 강요가 훨씬 많았습니다. 실제로 고기 안 먹고도 골
> 밀도 정상, 단백질 정상, 무기질 정상 등 건강상 이상은 전혀 없
> 고 오히려 회복력 증가, 체력 증가 등등 이점이 정말 많은데 다시
> 고기를 먹으라뇨!"

그러나 우리 직원들은 몇 개월이 지나자 결국 내가 식물만
먹는 것에 익숙해졌다. 그리고 점점 더 많은 배려를 해주기 시작

했다. 한 사람이 갑자기 큰 변화를 결심하면 나 자신뿐만 아니라 주변 사람들도 적응할 시간이 필요하다. 어떤 사람들은 남들과 똑같이 술 마시고, 고기 먹고, 분위기 깨지 않으면서 아부도 하고, 잘 웃고, 사람들과 어울리고, 대학도 가고, 취직을 하고, 결혼도 하고, 아이를 낳아야, 그것이 행복하고 가치 있는 삶이라고 생각한다. 나는 특히 술도 거의 안 마시는데, 우리 가족들은 그런 나를 두고 걱정했다. 아빠와 언니가 늘 하는 말이 '술을 마셔야 사회생활을 잘한다'이다. 그런데 술을 안 마셔도 사회생활은 가능했다. 이제는 자연식물식을 두고 이야기를 했다. '고기를 먹어야 사회생활을 잘한다'였다. 그런데 고기를 안 먹어도 사회생활은 얼마든지 가능했다.

밥 먹는 것은 사회생활에서 중요하다. 그러나 무엇을 먹는지는 중요하지 않다. 밥 먹는 그 시간을 빌려서 같이 이야기를 하는 것이 중요하지 모두가 똑같은 음식을 입에 넣어야만 사회생활을 잘하는 건 아니다. 사실 남들은 생각보다 내가 먹는 것에 신경을 잘 안 쓰기도 한다. 그래서 몇몇 채식인들은 채식을 한다는 것을 알리지 않고 고깃집에서 고기 대신 버섯을 넣어서 쌈을 싸 먹어도 아무도 눈치조차 채지 못한다고 말하곤 한다.

남 눈치 보면서, 남들 기준에 맞춰 살아서 얻는 건 무엇일까? 남들 기준에 맞춰서 살면 남들이 원하는 것만 얻는다. '남들이 원하는 대로 살면 내가 원하는 대로는 언제 살 건데'라는 생각이 들었다. 남이 아닌 내 인생을 사는 것, 남들과 다름을 인정하는 것, 다양성을 존중하는 것 등등 점점 더 개방적인 한국사회가 되었으면 좋겠다. '내가 없이 남에게 맞춰 사는 삶'은 내 인생에 어떤 가치를 가져다줄까? 다른 사람과 조화롭게 어울리기 위해서 반드시 '나'를 없앨 필요는 없다.

●●●

제주도는 똑같은데 우리 가족은 변했다

    자연식물식을 하고 가족들과 처음 떠난 제주도 여행. 재작년에 제주도 여행을 갔을 때 옥돔 킬러였던 나는 옥돔 먹느라 바빴다. 제주도에서 꼭 먹어줘야 하는 돌하르방 빵, 갈치조림, 흑돼지 돈가스, 유명한 카페의 케이크 등등. 먹는 것이 여행의 목적이었다. 그러나 다시 간 제주도는 내게 느낌이 많이 달랐다. 가족들과 나는 음식습관이 많이 다르기 때문에 무엇을 먹을 것인지 서로 배려를 해야 했다. 엄마와 언니가 여행 전에 채식식당을 찾아보라고 해서 두 군데를 골랐다. 제주도에 채식식당과 카페가 꽤 있었는데, 그중에서 자연식물식으로 먹기 좋은 곳을 골랐다.

처음 방문한 곳은 사찰음식점이었다. 공항과 가깝기도 해서 첫 식사로 좋았다. 나는 연잎밥을 시켰다. 연잎밥을 시키면 국과 함께 도토리묵이 같이 나온다. 가족들은 비빔밥, 메밀칼국수, 들깨수제비를 시켰는데 밑반찬이 정말로 많이 나왔다. 모든 것이 채식반찬이라서 너무 마음이 편안했다. 다른 메뉴들도 맛을 좀 봤다. 채식김치는 무슨 맛일까 싶어 한 조각 먹어봤는데, 그냥 젓갈 들어간 김치랑 맛이 똑같았다. 참 이상하다. 젓갈을 넣으나 마나 맛이 똑같은데 왜 꼭 동물의 살, 알, 창자를 절여서 넣는 것일까. 원래부터 그래왔으니 채식을 해보지 않는 이상 채식으로도 맛있게 먹을 수 있다는 사실을 전혀 모른다. 채수를 써도 국물 맛이 얼큰하고 시원하다. 그러나 사람들은 꼭 멸치 육수를 내야 좋다고 생각한다. 한 번도 동물성 음식을 빼고 요리를 해 볼 생각을 못 해서 그렇다. 샐러드드레싱도 맛이 세지 않아서 좋았다. 국이나 전 같은 것은 내 입맛에 많이 짜고 기름져서 맛만 봤다. 들깨수제비는 따뜻하고 걸쭉해서 정말로 좋았다! 언니는 입맛에 메밀칼국수가 맞지 않았는지 반쯤 남겼다. 그래서 그것도 내가 다 먹었다. 메밀이 뚝뚝 끊어져서 일반 면이랑 많이 다르긴 했다. 그러나 맛이 심심한 것이 나는 좋았다. 아무래도 비건 정크 푸드가 아닌 건강한 자연식물식 요리라서 가족 입맛에는 약간 싱거웠던 것 같다. 엄마 왈 "맛있다 생각하지 말고, 건강하다~ 배부르구나 생각하고 먹어라." 그러나 나한테는 간도 적당하고 맛있는 식사였다. 말은 그렇게 해도 우리 가족 모두 하나도 남기지 않고 다 먹었다.

가족들이 흑돼지나 갈치조림을 먹을 때는 집에서 미리 음식을 몇 개 싸 갔다. 밥은 식당에서 시키면 되고 밑반찬도 대부분 채식반찬이라서 먹을 것은 충분하다. 우리 엄마는 나를 위해서 체리, 레드향, 귤, 방울토마토, 각종 잎채소들을 미리 씻어서 바구니 가득 담아 오셨다. 바구니 하나에 죄다 과일을 담아 오실 생각이었지만 나중에 줄였다고 하신다. 나는 집에서 미리 돌김을 가져왔다. 일반식당에 가도 삶은 감자, 완두콩, 다시마쌈, 나물반찬, 김, 샐러드, 쌈채소, 밥이 있어서 배고플 일은 없었다. 밥을 3공기씩 시켜 먹어도 가족들이 구워 먹는 삼겹살보다는 값이 몇 배나 더 저렴하다.

우리 가족은 여전히 먹는 것이 중요하다. 제주도에서는 이걸 꼭 먹어줘야 한다며 검색하기 바쁘다. 올 때와 갈 때도 짐이 한가득이다. 가족들을 바꾸고 싶은 욕심은 이제 없다. 가족 또한 더 이상 나에게 바뀌기를 희망하지 않듯이. 가족들이 살아가는 방식이 틀렸다고 생각하지도 않는다. 서로 다른 것을 인정하고 배려할 뿐이다. 먹는 것이 달라도 우리는 가족이다.

이번 여행에서 우리 가족은 모두 나의 자연식물식 블로

그를 구독했다. 진짜 네가 모든 글을 다 썼냐며 아빠는 놀라셨다. 가족들이 나의 새로운 생활에 대해 동의해주고 들어줘야 한다고 아빠가 그랬다. 내가 아무리 채식 책, 영상, 다큐 등을 보라고 해도 자세히 안 보시더니, 내가 쓴 글이라 하니 그래도 관심을 가지신다. 지금 쓰고 있는 이 책이 나오면, 식구들도 이 책만큼은 끝까지 읽어보시지 않을까 하는 생각도 든다. 특히 우리 언니는 예전부터 채식인에 대해 안 좋은 편견이 많았다. 채식인은 까다롭고 예민하고 사회생활을 못한다는 것이 언니의 편견이었다. 그러나 실제로 내가 식당에서도 밥을 시켜서 채식반찬과 함께 잘 먹고, 가족과 잘 어울리는 것을 보고 생각이 많이 변했다고 했다. 내 블로그를 읽으면서 많은 오해를 푼 것도 사실이다. 채식은 그냥 먹는 것만 좀 다르지 남들 사는 것과 똑같다는 걸 알았다고 한다.

　　부모님도 나의 음식습관을 이해해주신다는 사실을 이번 여행에서 확실히 느꼈다. 아마 나 스스로가 자연식물식에 대한 확신이 강하고, 즐겁게 하는 모습을 보여주니 믿어주시는 것 같았다. 나도 처음에 가족들과 약간의 갈등이 있었으나, 서로 다름을 인정하는 데에는 시간이 필요했다. 부모님은 '못 말린다' 하시면서도 내가 먹을 과일과 채소를 싸 오시고, 내가 무엇을 먹는지 궁금해하시고, 식당에 가면 밥부터 빨리 달라고 직원한테 이야기하시고, 채소와 과일은 충분한지, 배는 부른지, 피곤하지는 않은지, 아픈 곳은 없는지, 궁금한 것이 참 많으시다. 부모님은 아직도 나에게 단백질을 위해서 콩과 두부를 많이 먹고 메뉴를 다양하게 해보라고 조심스럽게(내가 이미 단백질에 대해서 충분히 설명드렸음에도) 이야기하신다. 매번 똑같은 것을 궁금해하셔도, 계속해서 알려드리니 조금씩 자연식물식을 이해하시고 거기에 익숙해지시는 것 같다. 부모님의 속도에 내가 맞춰드려야 한다는 생각이 들었다.

　　고기 없이 밥을 못 드시는 우리 아빠가 나와 같이 채식식당에 가실 정도면 나를 이해하려고 노력하시는 거겠지. 이번 여행에서 언니와 속 깊은 대화를 통해 부모님의 마음을 더 잘 알 수 있었다. 남들처럼 화장도 하고, 옷도 사 입고, 머리도 하고, 사진도 예쁘게 찍어보고, 요리도 좀 하고, 평범하게 살라는 것이 부모님의 바람이었다. 내가 원하는 삶이 아니라 '남'이 원하는 삶을 사는 것이 부모님에게는 좋은 삶이었다. 그때는 특히 물 세안을 한 지 4개월쯤인 터라 피부상태가 좋은 편도 아니어서 그런지 엄마는 내 모습을 보고 속상해하셨다. 왜 나를 믿어주지 못하고 그대로 인정하지 못하냐고 기분이 상한 적도 있었다. 그러나 부모님의 속도는 나와 다르다는 것. 그리고 그 차이를 좁히려고 부모님이 노력하고 계시다는 것. 부모가 되어본 적이 없는데 내가 어떻게 부모님의 자식 걱정을 다 이해할 수 있을까. 참으로 뜻깊은 가족여행이었다.

아빠가 만든 우리 식구의 행복텃밭

부산에 잠시 내려왔다. 대학생이 되고 집을 떠나 서울에서 혼자 살게 된 이후로 자유를 만끽했고, 부모님의 간섭 없는 삶이 좋았다. 자연식물식과 물로 씻는 생활, 정말이지 미니멀리즘을 실천하게 된 이후로는 집에 잘 안 내려가게 된 것도 사실이다. 처음에는 '채식하면 단백질이 부족하다'는 부모님의 편견이 싫었다. 더군다나 나는 이제 화장을 하거나 꾸미는 것에도 흥미가 없으니 가족들이 거기에 대해서 한마디씩 하는 것도 귀찮아졌다. '좀 꾸미고 다니지', '여자애가 왜 그래', '피부가 진짜 좋아지는 건 맞니?', '엄마가 너 때문에 속상하다', '다 채식해서 저런 거야', '넌 너무 욕심이 없구나' 등등 그때 받은 상처들이 가슴속에 있다

보니 아무리 평소에 부모님이 내가 먹을 채소와 과일들을 보내주신다고 해도 선뜻 집에 내려가기가 싫었던 것이다.

나는 무엇이 그토록 두려워서 가족들을 피했을까. 나도 모르는 사이 마음속에 남아있던 모든 응어리를 털어내자. 그런 마음으로 내려갔던 부산. 이번에는 가족과 있어서 오히려 마음이 편했다.

부모님은 내가 막 자연식물식을 시작하였을 때쯤 고향에 작은 땅을 사시고 비닐하우스를 지으셨다. 거기에 꽃과 채소들을 심기 시작하셨다. 자연식물식을 하는 나한테 주면 좋겠다고 정성을 다해 키우셨다. 그러면서도 여전히 고기를 먹지 않으면 영양결핍에 걸리지 않을까 걱정하셨다. 골고루 먹어야 한다는 통념은 뿌리가 깊다. 요즘 사람들의 '골고루'에는 '치킨, 피자, 햄버거, 삼겹살, 곱창, 케이크, 과자, 라면' 등도 포함이다. 나는 가족의 우려와는 달리 자연식물식을 하면서 몸이 훨씬 좋아졌고 혈액검사 결과도 좋다. 우리 가족 중에서 제일 건강한 사람은 나다. 내가 가족에게 혈액검사 결과를 보여줘도 '그래도 조심해라'라는 말이 뒤따라왔다. 그런데 이제 우리 아빠는 더 이상 나에게 단백질이나 영양결핍 이야기를 하시지 않았다. (드디어!) 이렇게 되기까지 1년이라는 시간이 걸렸다.

부모님은 내 피부가 정말로 좋아졌다고 깜짝 놀라신다. 물 세안을 처음 했을 때는 얼굴에 모든 독소가 빠져나오는 것처럼 여드름이 바글바글했는데 시간이 지나고 스트레스 관리를 하자 거짓말처럼 피부가 빨리 회복되었다. 엄마는 처음에 내 얼굴을 보고 '여자애가 얼굴이 그래서 남들이 흉보겠다. 시집 가야되는 데…'라고 걱정하시며 나 몰래 우셨다고 한다. 그러나 이제 우리 엄마는 내가 안 꾸미는 것을 걱정하시기보다 '그래, 니는 좋겠다 ~ 옷도 안 사입제, 화장품도 안 사제, 머리도 안 하제. 돈 버는 족 족 잘 모이겠네. 자연인이다, 자연인!' 하고 웃으신다. 엄마가 나를 이해하는 것처럼 나도 엄마를 이해하기로 했다. 엄마와 나는 다른 세월을 살고 있다. 엄마의 말 하나하나를 공격적으로 받아들인 것은 나 자신이었다. 이 세월을 좁히기 위해 노력해야 하는 것은 엄마 혼자가 아니라 우리 두 사람이다.

채소 키우시는 게 처음이신 부모님은 처음에는 만만한 상추나 부추 같은 것을 심으셨다. 그런데 오랜만에 다시 간 비닐하우스에는 훨씬 더 많은 채소와 과일들이 자라고 있었다. 상추, 양배추, 참외, 수박, 감자, 오이고추, 방울토마토, 청포도, 쑥갓, 방아. 살구나무와 복숭아나무, 자두나무, 매실나무도 있다. 부모님은 우리 세 자매에게 과일 따는 체험을 하게 해주시려고 일부러 살구나무에 살구들을 잔뜩 남겨놓으셨다고 한다. 살구는 살면서 처음 먹어봤다. 복숭아보다는 덜 달지만 자두보다는 달다. 즙이 엄청

나다. 자두도 시식해본다. 내가 이때까지 살면서 먹어본 자두 중에 가장 맛있었다. 마트에서 파는 것보다 크기가 작았지만 불쾌한 신맛은 하나도 없고 적당히 달달하다. 무엇보다 한번 베어 물었을 때 속살이 너무 예뻐서 놀랐다.

　우리 가족 모두는 처음으로 과일과 채소가 자라나는 과정을 지켜보고 놀랐다. 수박은 원래 수박 크기인 줄로만 알았지 손톱만 할 때부터 자라는 것은 생각해본 적이 없다. 우리 아빠는 요즘 텃밭에 갔다 오실 때마다 '엄지손가락만 하던 참외가 이제 주먹 크기가 되었다', '수박이 자라고 있다' 등등 참외와 수박 이야기밖에 안 하신다. 마치 막 첫아이를 낳아서 '뒤집기를 시작했어', '옹알이를 시작했어' 하며 흥분하는 신혼부부 같다.

　엄마가 채소 따는 법을 가르쳐주셨다. 상추 뜯는 것은 어렵지 않았다. 오늘 뜯으면 내일 또 금방 자라있어서 요즘 주변에 채소를 나눠 주느라 바쁘시다. 잡초가 자라듯이 뜯으면 자라고 또 자라고 끊임없이 자란다. 동물과 식물의 다른 점이다. 내가 좋아하는 오이고추도 잘 자라고 있었다. 부모님이 키우신 오이고추는 크기가 크고 단단한 것은 아니지만 좀 더 가볍고 깔끔한 맛이 난다. 내가 최근에 먹을 수 있게 된 오이도 자라고 있다. 나는 원래 오이의 향 때문에 어릴 때부터 오이를 싫어했다. 급식에 오이반찬이 나오면 그걸 좋아하는 내 단짝 친구에게 주곤 했다. 그런데 자연식물식을 하고 난 이후 입맛이 변했는지 드디어 오이를 먹을 수 있게 되었다. 그렇다고 아직 오이를 완전히 좋아하는 것은 아니지만 먹을 수 있게 된 것만으로도 큰 변화다. 향이 너무 좋은 방아는 뜯는 법이 참 쉽다. 부모님을 도와 채소들을 수확하면서 부모님이 나에게 줄 채소를 따실 때 어떤 마음이실지 생각해보게 되었다. 괜히 콧등이 시큰해진다.

길고양이 가족도 있다. 비닐하우스 뒤쪽 판자와 건축자재 안에 아예 자리를 잡고 거기서 산다. 어미 고양이와 새끼 고양이가 네다섯 마리 정도다. 경계심이 워낙 심해서 오늘은 새끼 고양이 두 마리만 볼 수 있었다. 주변에 새소리도 좋았고 날씨가 참 좋았다. 예전에는 선크림을 안 바르면 얼굴이 탈까 봐 햇빛을 일부러 피해서 다녔었는데, 선크림이라는 것을 안 바른 지 1년이 넘었다. 선크림을 안 발라도 다행히 더 타거나 더 흉측해진 것은 없다. 햇볕이 얼굴에 내리쬐는 촉감이 기분 좋다. 자연이 주는 선물을 온전히 기분 좋게 느낄 수 있어서 행복하다.

이모네 집에도 들렀다. 이모의 환갑을 축하하는 떡 케이크를 미리 주문했다. 다양한 종류의 떡과 약밥들도 왔다. 집에 와서 혹시나 해서 떡집 홈페이지에 들어가 검색해보니 백설기에는 우유가 들어갔다. 당연히 채식음식인 줄 알았는데 떡에도 우유라니. 사실 동물성 음식을 넣으나 마나 맛 차이가 크게 없는 것들이 많은데 별 의미 없이 유제품, 우유, 고기 등을 넣는다는 느낌이 많이 든다. 쌀과자나 요거트의 원재료명을 보면 생뚱맞게 돼지고기가 들어가는 제품도 있다. 과자에 돼지고기를 넣다니… 기분 좋게 이미 먹은 음식이니 크게 개의치 않는다. 점심 식사로는 미리 먹을 것을 가져왔다. 현미밥에 깻잎을 싸 와서 쌈채소와 함께 먹었다. 가족들은 짜장면과 탕수육을 시켜 먹었다. 저녁에는 삼겹살집이다. 나는 미리 현미밥을 챙겨 왔다. 고깃집이나 한식만큼 채식으로 외식하기 좋은 곳은 잘 없는 것 같다. 고깃집에 가면 쌈채소, 파절이, 쌈무, 도토리묵, 나물반찬, 마늘, 버섯, 단호박 등등을 먹을 수 있어서 좋다.

　몇 개월이 지나자 가족들이 점점 채식에 관심을 가지기 시작했다. 지난번에는 사찰음식점 같은 심심한 식당에만 데려갔더니, '채식은 맛없다'는 편견이 부모님에게 생긴 것 같기도 했다. 그래서 가족을 데리고 조금 기름지고 짜기는 하지만 일반식당과 전혀 차이점이 없을 만큼 맛 좋은 채식식당에 갔다. 병아리콩으로 만든 햄버거 패티, 바질페스토와 신선한 채소들이 들어간 샌드위치, 후무스와 샐러드, 코코넛으로 만든 커리, 닭강정 맛과 거의 똑같아서 놀랐던 버섯튀김 등을 먹어보았다. 다들 맛있다며 이 정도면 채식을 해볼 만하다고 했다. 아빠는 돼지열병과 살처분 이야기를 하면서 식물성 음식으로도 이렇게 다양하게 먹을 수가 있으니 굳이 고기를 먹을 필요는 없겠다고 하셨다. 이제 우리 집도 육식을 줄이고 채식을 늘려보자는 것이다. 내가 비건으로 살고 있으니 나머지 가족 구성원들도 비건은 못 하더라도 균형을 맞춰야 한다는 것이 아빠의 생각이셨다. 1년 전만 해도 나의 음식습관을 못마땅해하고 반대하던 가족들이었는데, 내가 성숙해지는 동안 가족들도 같이 좋은 쪽으로 변한 것 같다. 감사하고 사랑한다.

• • •

친구는 내가 행복해 보인다고 했다

나는 넓고 얕은 관계보다는 좁고 깊은 관계를 선호한다. 예전에는 내 성격을 좀 바꿔보려고 스터디도 참여해보고 처음 보는 사람들과도 어울려서 밤새 놀아보았지만 지나고 나니 결국 나는 원래의 나로 돌아왔다. 깊은 속 얘기를 할 수 없는 여러 사람들과 어색하게 웃고 있는 내 모습이 불편하다. 나는 확실히 사람 만나는 것 자체를 즐기는 스타일은 아니다. 나는 사람을 만날 때 에너지를 얻는 것이 아니라 혼자 있을 때 에너지를 얻는다. 오히려 밖에서 사람들과 어울리고 오면 기운이 쭉 빠지는 편이다.

그러나 내가 좋아하는 사람들과의 만남은 설레고 즐겁다. 자연식물식과 미니멀 라이프에 관심이 있으며, 나를 존중해주는 가까운 친구와 오랜만에 만났다. 거의 1년 만에 만난 친구였다. 이 친구와는 초등학교 4학년부터 단짝이었는데, 최근 1년 동안 친구가 임용고시를 준비하느라 거의 연락을 하지 못했다. 나는 진정한 친구를 '오랜만에 만나도 어색함이 전혀 없는 사람'이라고 정의하곤 한다. 내가 자연식물식을 하고 처음 만난 날이어서 서로 할 이야기가 아주 많이 쌓여있는 상태였다. 내가 처음 동물성 음식을 안 먹겠다고 이야기했을 때 이 친구의 반응도 보통의 사람들과 같았다. '너무 말라서 영양실조 걸리는 것 아니니?'가 첫 반응이었다. 채식하면 풀만 먹는 것으로 오해하기 때문에 비쩍 마른 사람들의 모습을 떠올리곤 한다. 이후 내 블로그를 보고 오해를 풀었고, 나를 따라서 자연식물식을 시도해보았다고 했다. 생각보다 어렵지도 않았으며 현미김밥과 오이고추가 맛있다고 했다. 더 맛있는 자연식물식에 대해 소개해주고자 망원동의 유명한 채식식당에 방문했다.

먼저 도착한 가지덮밥과 두유크림파스타. 아직 채식을 잘 모르는 친구는 이게 어떻게 다 식물로만 만들 수 있는지 신기해했다. 피망, 양파, 샐러드, 밥, 가지, 버섯, 통밀, 두유가 대충 보였고 면도 계란을 넣지 않으면 채식이라고 말해줬다. 뒤이어 나온 버섯피자는 가장 내 마음에 들었다. 채식하고 나서 먹은 피자는 예전에 먹던 피자와는 정말 다른 차원에서의 새로운 요리다. 캐슈넛과 견과류 등으로 직접 만드는 크림소스는 고소하면서도 적당히 느끼하다. 빵에 토마토소스만 잘 발라도 피자 맛이다. 이 식당의 피자는 토마토소스에 볶은 고슬고슬한 두부가 전체적으로 올라가 있고, 버섯, 양파 등등 채소들이 보인다. 친구의 총평은 그냥 일반음식이랑 전혀 다를 바가 없다는 것이다. 딱 대중적인 채식이라서 이렇게만 누가 차려주면 매일 먹을 수 있을 것 같단다.

친구는 나의 자연식물식 전후 몸 상태에 대해서 관심이 많았다. 인간이란 원래 이기적인 동물인 것은 맞다. 동물과 환경 이야기보다는 폭식, 다이어트, 살, 생리통, 건강에 대해 관심이 많이 가는 것이 사실이라며 솔직하게 털어놓는다. 특히 다이어트와 생리통은 한국의 많은 여성들이 관심을 가지는 주제다. 음식을 바꾸면 몸만 건강해지는 것은 아니다. 자연스럽게 '음식 ➡ 신체 건강 ➡ 정신건강'의 루트를 타게 된다. 정신이 건강하려면 일단 내 몸이 건강해야 한다. 지금 당장 배가 아프고 온몸이 아픈데 가만히 앉아서 명상을 하라고 하면 집중이 될 리가 없다. 내가 나의 마음을 돌볼 수 있게 된 것도 내 몸이 기본적으로 건강해졌기 때문이다. 내 몸이 건강할 수 있게 된 것은 나에게 맞는 좋은 음식을 좋은 방법으로 먹었기 때문이다. 어느 한 가지만 중요한 것은 없지만 음식은 항상 기본임이 분명하다. 건강을 위해서 친구도 집에서만큼은 자연식물식 위주로 먹으려고 하고 있다.

무엇보다 친구가 느낀 나의 큰 변화는 내 성격이다. 확실히 내가 전보다 차분해졌고, 물욕이 없는 것이 느껴진단다. 과거의 나는 친구보다 식탐과 물욕이 넘쳐서 항상 먹는 이야기만 해댔었다. 흥분도 잘하고 입도 거칠었다. 늘 바빴고 나를 돌보는 시간이 없었다. 바빠서 잠을 못 자고 끼니를 대충 때우는 것이 자랑이라고 생각하던 때가 있었다. 그때는 내 친구가 오히려 나보다 더 소박하게 살아가는 것 같았다. 나도 나의 삶이 이렇게 바뀔 수 있으리라고는 상상도 못 했다. 나 때문에 죽은 닭이 몇 마리인지 농담 삼아 이야기하던 내가, 동물과 나의 관계 사이에 끊어져있던 고리를 연결시켰다. 지구와 생명에 최소한의 해만 끼치기 위해 노력한다. 없으면 없는 대로 가진 것에 만족하고 잘 살고 있다. 나를 오랜만에 만나는 사람들은 나에게서 어떤 자연스러움을 느낀다고 말한다. 화장도 하지 않고 옷도 화려하지 않으니 그렇게 보일 만하다. 사실 '내 모습이 너무 변해서 친구가 충격을 받는 것이 아닐까?' 하고 만나기 전에 약간의 걱정도 했었다. 그러나 친구는 긍정적인 의미로 충격을 받았다고 했다. 음식을 바꾸고 사람이 이렇게나 달라질 수 있다는 것에 공감했다. 그리고 무엇보다 내가 너무너무 행복해 보인다고, 내가 원하는 대로 강단 있게 사는 모습이 진짜 행복해 보인다고 했다. 우리가 이상한 것이 아니라 때로는 세상이 이상한 것이라는 생각을 한다며 친구가 진담

반 농담 반으로 말했다.

　　남이 원하는 것이 아닌 내가 원하는 '단순한 삶'을 사는 것에는 용기가 필요하다. 그러나 대부분의 사람들은 그런 용기를 내지 못한다. 나도 나의 라이프 스타일을 바꿔감에 있어서 용기가 필요했다. 그런데 막상 해보니 그리 어려운 것도 아니었다. 한 번 지르고 나면 두려울 게 없어지는 법이다. 남이 아닌 내가 원하는 삶을 사는 것이 얼마나 행복한지 깨닫게 된다면, 남이 아닌 나의 요구에 귀를 기울이게 된다. 사람들은 말한다. 나를 사랑하세요, 행복한 마음을 가지세요. 그런데 어떻게 나를 사랑하는지 말해주는 사람들은 많지 않다. 그냥 무작정 '나를 사랑하자!'라고 구호라도 외치면 마음이 달라지는 것일까? 아니다. 나를 사랑한다는 것은 나의 욕구를 존중한다는 뜻이다. 내가 먹고 싶은 것을 먹고, 내가 만나고 싶은 사람들을 만나고, 내가 가고 싶은 곳에 가고, 내가 입고 싶은 것을 입고, 내가 말하고 싶은 것을 말하고, 내가 하고 싶은 것을 하는 것. 그것이 나의 욕구를 들어주는 것이다. 나와 맞지 않는 사람들과 원하지 않는 장소에서 하기 싫은 일을 하는 것은 나의 욕구를 철저히 무시하는 행동이다. 그런 행동은 자신을 사랑할 수 없게 만든다. 하루하루가 불평의 연속일 수밖에 없다. 그러면서 이렇게 말한다. '내 인생은 왜 이렇게 고달플까. 내가 하고 싶은 일을 하고 싶지만 나는 이 회사를 다녀야 해.

만나기 싫은 사람들을 만날 수밖에 없어. 나는 그냥 이렇게 살아야 해' 등등.

그러나 모든 것이 꼭 어쩔 수 없지는 않다. 잘 생각해보면 대부분 방법이 있고 '어쩔 수'가 반드시 있다. 남이 원하는 것이 아닌 내가 원하는 것에 좀 더 집중한다면, 그리고 그것을 존중해줄 마음이 생긴다면 용기는 저절로 따라온다.

사람은 끼리끼리 논다고 했던가. 내 친한 친구들은 자연스럽게 내가 먹는 것과 내가 살아가는 방식에 관심을 가진다. 친구 잘 만나라는 어른들의 소리가 괜히 있는 것이 아니다. 나 한 사람이 끼칠 수 있는 영향은 생각보다 크다. 나는 선한 영향력을 주는 사람이 되고 싶다. 나를 닮고 싶다고 말하는 사람들도 생겼다. 내가 건강해 보이고 행복해 보이기 때문이리라. 내가 이런 삶을 살아가면서 스스로 확신이 없고, 예민해 보이고, 행복해 보이지 않는다면 아무도 나를 닮고 싶어 하지 않을 것이다. 나는 나의 변한 모습에 만족한다. 세상의 잣대에서 볼 때 조금 가난해졌지만 비로소 행복해지기 시작했다.

당신이 먹는 것이
당신을 만든다

5

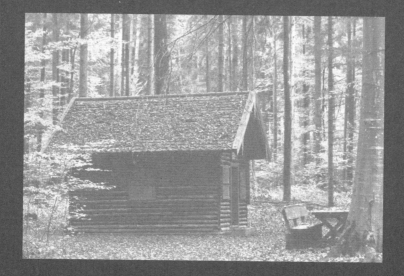

더위도 안 타고 추위도 안타고

나는 원래 더위도 잘 타고 추위도 잘 탔지만, 특히 추위를
더 많이 타는 사람이었다. 여름에는 더워서 고생, 겨울에는 추워
서 고생했었다. 여름에는 땀이 어찌나 많이 나는지, 얼굴에서 땀
이 주룩주룩 흘러내려서 화장을 해도 밖에 1분만 나가있으면 땀
범벅이 되었다. 겨드랑이에 땀이 차는 것은 말할 것도 없고 냄새
도 늘 신경 쓰였다. 땀이 안 나도 겨드랑이에서 치즈 같은 꼬릿한
냄새가 나곤 했다. 그때 나의 주식은 그릭 요거트, 리코타 치즈,
닭가슴살, 연어 같은 것들이었다. 밖에 나가면 미니 선풍기와 햇
빛을 가릴 부채는 필수였다. 팔은 좀 아파도 얼굴에 땀을 좀 식혀
야 봐줄 만해서 이것들 없이는 슈퍼도 못 나갔다. 찐득찐득한 여

당신이 먹는 것이 당신을 만든다 215

름이 내겐 고통이었다.

그러나 자연식물식을 시작한 지 얼마 안 가서 내가 긴 바지를 입게 되었다. 갑자기 생각보다 덥지 않았다. 땀 냄새도 안 났다. 5일 만에 겨드랑이에서 아무 냄새가 안 나는 것을 확인했다. 그냥 내 살냄새가 났다. 땀이 잘 안 나니까 화장 고칠 일도 없었다. 군살도 빠져서 몸이 가벼우니 찝찝하고 무거운 느낌도 없었고 날아다니는 기분이었다. 부채도 미니 선풍기도 당연히 필요 없어졌다. 오히려 내리쬐는 햇빛이 기분 좋았다. '올해 여름이 작년보다 안 더운 건가' 하는 생각이 들 정도로 괴롭지 않은 여름을 보냈다. 남들은 더워서 미치는 여름에 에어컨도 틀지 않고 창문 꼭꼭 닫고 편안하게 잠들었다. 물론 이불은 안 덮었다. 40도가 가까워지는 시점이 되니까 나도 그제야 땀도 나고 좀 더웠다. 작년에 비하면 더워서 괴로운 시간들이 훨씬 줄어들었다고 보면 된다.

두 번째로 맞이한 자연식물식의 여름도 전혀 괴롭지 않았다. 이제 화장까지 안 하니까 얼굴에 땀이 흘러도 개의치 않는다. 처음 화장품을 모두 끊고 물 세안을 시작했을 때는 얼굴에서 땀이 하나도 나지 않았다. 세수를 해도 물이 얼굴 표면 위를 그대로 타고 흘러내렸다. 피부장벽이 건강하지 않으면 그렇다고 한다. 그러나 물 세안을 지속한 후 개월 수가 길어질수록 얼굴 피부도 몸 피부처럼 땀이 잘 나기 시작했고, 물방울이 얼굴 표면에 송 골송골 잘 맺혀있다. 조금 더워도 집에서는 웬만해선 에어컨을 잘 안 틀려고 한다. 그래서 명상이나 요가를 할 때도 땀을 뻘뻘 흘리면서 한다. 낮에 책상에 앉아서 일할 때도 그렇다. 은근히 땀 이 나는 것을 즐기게 되었다. 그러고 나서 찬물로 샤워하면 정말 기분이 좋다. 땀 냄새가 나지 않으니 땀이 나도 괴롭지가 않았다. 먹는 대로 몸 냄새가 달라지는 것이 분명했다.

여름은 그렇다 치고, 겨울은 어떨지 궁금했다. 특히 주로 생채식을 하면 추위를 엄청 많이 타게 될 거라고 주변에서 조언 을 해줬다. 그런데 웬걸, 겨울도 전혀 힘들지 않았다. 나는 원래 가을만 되어도 목도리가 필수였다. 가을부터 시작해서 롱패딩이 겨울 내내 롱패딩이었다. 반팔, 긴팔, 니트, 가디건, 패딩, 목도리, 장갑으로 무장을 해야 밖을 돌아다닐 수 있었다. 스타킹을 신고 그 위에 바지를 입던 사람이었다. 잘 때는 발이 너무 차가워서 수 면양말 없이는 절대 잠을 못 잤다. 늘 기본양말에 수면양말까지 신거나 수면양말 2개를 신고 나서야 잠들었었다. 전기장판은 필 수였고 담요까지 꼭 덮고 잤다. 그게 전부가 아니었다. 잘 때 잠 옷도 두툼했다. 반팔, 긴팔, 니트, 가디건, 더 큰 가디건, 레깅스, 수면바지로 무장을 하고 뚱뚱하게 잠들었었다. 잘 때도 항상 보 일러는 틀고 잤다. 그런데 자연식물식을 시작하고 처음 맞은 겨울에 나는 처음으로 수면양말 없이 잠에 들었다. 그냥 겨울용 잠옷 바지 하나와 반팔 위에 가디건 하나 입고 자게 되었다. 전기장판도 필요 없고, 보일러도 필요 없고 그냥 이불 하나 딱 덮고 잠들게 되었다.

외출할 때 목도리도 안 했다. 바지도 그냥 면바지 하나로도 충분하다. 패딩이야 추워서 입긴 하지만 이제 그냥 니트에 가디건 하나 걸치고 그 위에 패딩을 입으면 그걸로 충분하다. 겨울이라서 춥긴 춥다. 그런데 이제껏 내가 보내왔던 많은 겨울과는 다르게 너무 수월하게 보내고 있다. 날씨가 추워지면 내 몸이 알아서 따뜻한 음식들을 찾게 된다. 과일보다는 따뜻한 현미밥과 고구마 같은 것들이 좋다. 과일은 상온에 보관해두고 먹는다. 추위를 잘 타는 사람이 겨울에도 생과일과 생채소를 많이 먹으면 몸이 지나치게 차가워질 수 있다. 계절 따라 사람 따라 자연식물식이라도 융통성이 좀 필요한 것 같다.

자연과 가까울수록 많은 것들이 필요 없어진다. 나는 정글에서 동물들과 함께 자란 '모글리 이야기'를 좋아한다. 모글리 Mowgli에게 필요한 것은 팬티 한 장과 많은 과일, 동물 친구들이다. 그러나 오늘날 우리는 너무 많은 것에 의존하며 살아가고 있다. 그런데 과연 나는 더 행복해졌으며 여유로워졌는지는 의문이다. 인류학과 문명발달에 대한 책 〈사피엔스〉를 집필하면서 정보를 찾던 중 비건이 된 유발 하라리Yuval Harari는 그의 책에서 이렇게 서술한다.

> 역사의 몇 안되는 철칙 가운데 하나는 사치품은 필수품이 되고 새로운 의무를 낳는 경향이 있다는 것이다. 일단 사치에 길들여진 사람들은 이를 당연한 것으로 받아들인다. 그다음에는 의존하기 시작한다. 마침내는 그것 없이 살 수 없는 지경이 된다. 우리 시대의 친숙한 예를 또 하나 들어보자. 지난 몇십 년간 우리는 시간을 절약하는 기계를 무수히 발명했다. 세탁기, 진공청소기, 식기세척기, 전화, 휴대전화, 컴퓨터, 이메일… 이들 기계는 삶을 더 여유 있게 만들어줄 것이라고 예상되었다. 과거엔 편지를 쓰고 주소를 적고 봉투에 우표를 붙이고 우편함에 가져가는 데 몇 날 몇 주가 걸렸다. 답장을 받는 데는 며칠, 몇 주, 심지어 몇 개월이 걸렸다. 요즘 나는 이메일을 휘갈겨 쓰고 지구 반대편으로 전송한 다음 몇 분 후에 답장을 받을 수 있다. 과거의 모든 수고와 시간을 절약했다. 그러나 내가 좀 더 느긋한 삶을 살고 있는가?

음식도 그렇다. 동물성 음식과 가공식품을 많이 생산하다 보니 사람들은 그런 음식에 길들여지고 의존하게 된다. 편의점과 패스트푸드점에 가면 싸고 간편한 음식들이 넘친다. 그러나 우리가 싸고 간편한 음식을 즐기는 대신 나머지 비용은 다른 곳에서 치러진다. 세상에 공짜는 없다. 자연, 동물, 노동자들, 소외계층, 빈민국 등이 그 대가를 지불하고 있다. 〈동물해방〉의 저자이자 윤리학자인 피터 싱어Peter Singer와 농부이자 변호사인 짐 메이슨Jim Mason이 직접 발로 뛰며 취재한 책 〈죽음의 밥상〉에서 이러한 비용 전가에 대해 설명한다.

타이슨 푸드가 싼 치킨을 내놓을 수 있는 이유는 많은 비용을 남들에게 전가했기 때문이다. 그 비용 중 일부는 파리 떼 때문에 뒤뜰에 나갈 수도 없고, 악취 때문에 창문도 꼭꼭 닫고 살아야 하는 사람들에게 전가되어 있다. 또한 동네의 냇물에서 수영할 수 없는 아이들, 그냥 물은 오염되었기 때문에 생수를 사 먹는 소비자들, 자연을 자연 그대로, 그 본연의 아름다움과 풍요로운 생태계를 즐기고 싶지만 그럴 수가 없는 사람들도 타이슨 푸드가 치러야 할 비용을 대신 치러주고 있다. 이런 비용들은 경제학 용어로 '외부 효과'라고 한다. 생산자와 소비자 관계 외부에 있는 제3자가 비용을 지불하기 때문이다. 소비자들은 타이슨 푸드 치킨을 살지 안 살지 선택할 수 있다. 그러나 집중식 양계법의 외부 효과를 치러야 하는 사람들은 선택권이 없다. (중략) 이론상으로는 이 시장 실패를 없애기 위해 타이슨 푸드가 오염 피해를 일체 보상해야 마땅하다. 그런데 그렇게 된다면 그들의 치킨은 더 이상 값이 싸지 않을 것이다.

값싼 고기를 만들기 위해서 동물들은 이제 농장이 아니라 공장에서 사육된다. 동물복지를 신경 쓸수록 가격은 더 올라가기 때문에 동물들의 사육환경을 개선하면 이윤이 남지 않는다. 마취 없이 행해지는 새끼돼지 거세, 새끼돼지 이빨 자르기, 병아리 부리 자르기, 밀집사육 등이 당연하게 행해지고 있다. 고깃값이 싼 대신 동물들은 그만큼 고통을 받는다는 뜻이다. 밀집되어 항생제와 호르몬제를 맞고 병든 동물들이 싼 배설물들을 제대로 처리하려면 돈이 많이 들기 때문에 하천과 토양으로 그대로 흘러들어간다. 고깃값이 싼 대신 환경은 그만큼 오염되고 있다는 뜻이다. 사료비를 절감하기 위해 가축들에게 비정상적인 음식들을 먹인다. 소들은 GMO 콩, 옥수수, 곡물 따위를 사료로 먹으면서 더 많은 트림을 하게 되는데 이것이 메탄가스다.

불필요한 음식을 먹고 있으니 몸까지 망가져서 약과 병원에 의존한다. 더 많은 두꺼운 옷들이 필요하고, 더 많은 물건들이 필요하다. 배는 이미 불러있지만 더 많은 자극적인 음식들이 필요하다. 병원, 약, 영양제, 수술, 병원비, 보험료, 레이저 시술, 지방 흡입, 피부관리, 다이어트 보조제, 각종 양념들, 가공식품, 예쁜 그릇, 좋은 냄비, 넓은 부엌, 넓은 집, 화장품, 향수, 화장대, 런닝 머신, 체중계, 에어컨, 미니 선풍기, 데오도란트, 손난로, 수면 양말, 많은 옷, 모피, 오리털, 가죽 장갑 등등. 그러나 자연식물식을 지향할수록 삶은 더 간결해지고 많은 것들이 필요 없어진다는 사실을 나는 몸으로 깨닫고 있다.

　나는 문명의 혜택을 포기하지 않고 지금 노트북 키보드를 두드리고 있지만, 사는 곳이라도 자연과 가깝고 싶다는 꿈은 늘 있다. 자연식물식으로 몸은 건강해졌으니 자연 속에서 살 일만 남았다. 언제가 될지는 모르겠지만 말이다. 자연식물식과 단순한 삶이 무슨 상관인지 잘 모르는 사람들도 있다. 해보면 안다. 늘 비슷한 단순한 음식으로도 모든 에너지와 행복함을 채울 수 있다는 걸 알면, 인생도 이와 마찬가지라는 생각을 하게 된다. 나에게 꼭 필요한 물건들만 있어도 행복하게 살아갈 수 있다는 자신감이 생긴다. 많은 옷, 많은 화장품, 많은 물건들, 많은 인맥들에 대한 욕심과 집착을 줄이면 그만큼 나를 돌아볼 여유가 생기고 나에게 베풀 여유도 생긴다.

　모두가 세상에 해를 전혀 끼치지 않고 살 수는 없지만, 적어도 무엇을 구매할지 선택할 수 있는 여유가 있는 사람들이라면, 내가 도시에서 살아가면서 조금이라도 할 수 있는 것이 무엇인지 다 함께 고민해봐야 하는 시대가 왔다. 우리는 지구를 나누어 쓰고 있다. 지구가 파괴된다면 가진 것이 많고 하고 싶은 것이 많아도 아무 소용이 없다. 마치 돈이 많아도 몸이 아프면 아무 소용이 없는 것처럼 말이다. 많은 사람들이 최소한의 에너지로 여름을 시원하게 보내고, 겨울을 따뜻하게 보낼 수 있다면 얼마나 좋은 일이겠는가.

●●●
산 음식과 죽은 음식의 차이

봄이라고 부모님이 줄장미, 능소화, 매화와 벚꽃을 심으셨다. 날씨가 따뜻해지니까 꽃이 핀다. 여름에 먹으려고 수박, 자두, 체리도 심으셨다. 부모님이 고향에 작은 땅을 사서 비닐하우스를 지으신 이후로 가족들이 채소를 더 많이 먹게 되었고, 엄마에게도 취미가 생겼다. 넘쳐나는 집안일에 엄마가 '꽃도 가꿔야 한다'며 귀찮은 듯이 말씀하시지만, 직접 가꾼 식물들이 자라나는 것을 보고 기뻐하시는 우리 엄마는 소녀 같다. 식물만 먹는 딸에게 식물이라도 실컷 보내줄 수 있어서 행복해하신다.

이런 걸 보면 살아있는 것이 우리에게 가져다주는 이로움은 정말로 크다. 살아있는 것은 우리의 몸을 건강하게 해줄 뿐만 아니라 정서적으로도 건강하게 해준다. 씨앗을 심고 싹이 트고 꽃이 자라고 열매가 맺히는 광경은 거의 신비에 가깝다. 나무에 달린 열매를 따서 베어 먹어도 좋고, 열심히 가꾼 땅에서 자란 식물들을 수확해서 흐르는 물에 씻기만 해도 훌륭한 반찬이 된다. 알록달록한 과일의 색깔과 향은 식욕을 돋운다. 식물은 만족감과 에너지를 준다. 식물은 줄기나 잎사귀가 잘려도 끊임없이 자라난다. 뿌리를 뽑아 다른 곳에 심어도 잘 자란다. 식물을 먹는다는 것은 살아있는 것을 먹는다는 뜻이다.

　살아있는 동물들도 이로움을 준다. 많은 사람들이 동물을 보살피면서 마음의 평온함을 얻는다. 길 가다 귀여운 강아지만 봐도 사람들은 엄마 미소를 짓는다. 어릴 때부터 동물을 좋아했던 나는 동물을 키우면서 큰 행복감을 얻었다. 어릴 때 키우던 햄스터가 새끼들을 낳았을 때 꼬물꼬물 움직이던 것들이 자라는 것을 보면, 죽이고 학대하고 싶다는 부정적인 생각은 하나도 들지 않았다. 그것은 내 동생이 태어났을 때도 똑같았다. 나보다 어린 동생을 유치원생 때 업고 다니고, 기저귀를 갈고, 젖병을 물리고, 잠들 때까지 옆에서 지켜보았다. 동생은 내가 보살피고 사랑을 줘야 하는 존재였다.

　반면 죽어있는 것이 우리에게 가져다주는 것은 무얼까. 정반대다. 오래되어 시들시들해진 채소나 쪼그라든 과일은 영 맛이 없다. 죽은 나무도 더 이상 열매를 맺지 않는다. 누군가를 축하할 때 말라비틀어진 꽃을 주는 사람은 없다. 열대우림이 인간의 욕심으로 사라지는 것을 보고 아름답다고 말하는 사람은 없다. 식물을 가공하고 가루로 만들어 공장에서 찍어낸 음식들은 좋은 영양소는 깎인 채 지방과 설탕이 많이 들어가 영양가는 떨어진다. 살이 잘 찌고 몸을 아프게 하는 음식이 된다. 자연식물식을 한 이후 비건 정크푸드를 먹은 적이 있다. 영양성분표를 보니 동물성 음식만 들어가지 않았다 뿐이지 설탕과 발음하기 어려운 화학물질들이 들어가 있었다. '그래도 괜찮겠지' 싶어 한 개를 먹은 후 3시간 동안 복통을 경험했다. 화장실에서 시원하게 내보낸 후 다시 속이 괜찮아졌다. 맛도 예전에 먹던 것처럼 맛있지 않았다. 꾸덕꾸덕한 초콜릿의 인위적인 당분은 지나치게 달아서 목구멍이 따가울 정도였다. 매일 먹는 수분이 가득한 과일의 당분과는 확실히 달랐다. 이러한 가공식품은 살아있는 식물이 주는 에너지를 주지 못한다.

죽어있는 동물도 마찬가지다. 죽은 동물을 보고 엄마 미소를 짓는 사람은 없다. 도살장 영상을 보고 손뼉을 치며 감탄하는 사람은 사이코패스가 아닌 이상 존재하지 않는다. 공장식 사육장과 도살장에서 일하는 노동자들은 늘 위험과 폭력에 무방비로 노출되어 있다. 생명의 존엄성에 대한 인식이 무뎌져 죽은 닭의 머리로 벽에 낙서를 하기도 한다. 화가 나면 소의 꼬리를 꺾기도 하고 쇠창살로 돼지의 배를 쑤신다. 어릴 때부터 폭력에 노출된 아이들은 자라서도 폭력적인 사람이 될 가능성이 크다는 사실은 수많은 연구보고서가 증명해내고 있지 않은가? 인간은 자비심과 의식이 있는 동물이어서, 무언가를 죽여 피를 흘리게 하는 일을 좋아하지 않는다. 그래서 우리는 그 일을 직접 우리 손으로 하지 않고 남에게 떠맡긴다. 돈을 주면 다른 누군가가 내가 하기 싫은 폭력과 살생을 대신해준다. 그것을 깔끔하게 포장해서 마트 진열장에 전시한다. 도살장에서 겪은 일을 일기로 기록한 한승태 작가는 〈고기로 태어나서〉에 이렇게 서술한다.

무감각한 건 나도 마찬가지였다. 10동에서부터 차례대로 작업했는데 얼마나 많은 닭을 죽였는지 모르겠다. 수백 마리는 될 것 같다. 어느 순간부터 정말 아무런 느낌도 들지 않았다. 손에 '투두둑' 하고 닭의 명줄이 끊어지는 느낌이 전해져도 정말 아무 느낌도 들지 않았다. 나무젓가락을 부러뜨릴 때만큼의 감정도 소모하지 않고 닭의 목을 비틀었다. 내 발 주위는 무도병에 걸린 것처럼 사지를 흔들어대는 닭으로 가득했다. 잠깐, 정말 찰나의 100분의 1 정도의 순간 동안 예전의 일기에 적어놓은 그런 감정들, 미안함, 불편함, 찝찝함 같은 것들이 느껴질 것 같았지만 금세

짜증과 피로에 묻혔다. 이런 식이면 사람도 죽일 수 있을 것 같았다.

자기도 모르게 폭력적으로 변하는 것을 깨닫고 도살업이나 공장식 축산업을 그만둔 후 비건이 된 해외 사례들도 있다. 그런 사람들이 농작물로 직종을 바꿀 수 있도록 도와주는 동물보호단체도 있다. 모두가 그런 일을 하고 싶어서 하는 것이 아니다. 대부분 생계 때문이다. 그것을 대신할 수 있는 다른 직업들을 지원해주고 도와주는 프로그램이 사회적으로 늘어나야 한다고 생각한다.

사람들은 말한다. '나는 동물 학대가 싫어. 난 동물을 죽인 적 없어' 동물을 먹으면 동물은 필연적으로 죽는다. 고기 자체가 죽은 동물의 살점이기 때문이다. 내 손으로 직접 죽이지 않았고, 동물의 피냄새를 맡지 않았더라도, 내가 돈을 주고 그 동물을 죽이도록 위탁한 사실은 부인할 수가 없다. 동물을 죽이면 다시 살아나지 않는다. 다리를 잘라버리면 피를 철철 흘리고 고통스러워할 뿐 식물처럼 다시 자라나질 않는다. 동물을 먹는다는 것은 죽은 것을 먹는다는 뜻이다. 죽은 동물을 주식으로 먹으니 대장암, 고혈압, 심장질환, 당뇨병, 비만, 피부질환 등도 증가할 수밖에 없다.

나 또한 과거에는 죽은 음식으로 식사를 했다. 동물성 음식과 가공식품이 주가 된 식사를 했었다. 식당에 가도 대부분 동물성 음식이다. 나는 자연식물식을 하기 전에는 내가 평소에 얼마나 많은 동물성 음식들과 가공식품을 먹어왔는지 깨닫지 못했다. 오늘날 한식은 과거에 선조들이 먹던 한식과는 다르다. 화학조미료가 듬뿍 들어간 맵고 짜고 단 제육볶음, 돼지김치찌개, 삼겹살, 고기와 계란이 빠지지 않는 비빔밥 등등. 간편해서 즐겨 먹었던 샌드위치에는 가공육과 치즈가 항상 들어간다. 기분이 꿀꿀하면 치킨을 시켜 먹었다. 내 마음도 제대로 관리하지 못했다.

반면 자연식물식은 살아있는 음식을 먹는 식사다. 내가 먹는 것은 곧 나의 일부가 된다. 공장식 축산에서 항생제와 성장호르몬제를 맞고 고통받으며 죽은 동물보다, 차라리 살아있을 때만큼은 하나의 생명체로서 존중받고 행복하게 살다 죽은 동물이 낫다. 당연히, 유전자 변형과 농약으로 범벅된 식물을 먹는 것보다, 노지에서 햇빛을 듬뿍 받고 약을 치지 않은 식물을 먹는 것이 낫다. 기름에 튀기고 갈아버린 것보다는 저온에 간단히 요리하거나 씻어서 그대로 먹는 것이 더 좋으리라. 그것이 살아있는 것에 더 가깝다. 살아있는 것을 먹으니 내 몸은 더욱더 에너지가 넘친다. 과일 하나를 먹을 때도 감사한 마음을 가지며, 어떻게 내 몸의 일부가 될지를 생각하며 먹기 시작했다. 아무 생각 없이 입에만 집어넣는 것이 아니라 무엇을 먹는지 알아차리면서 먹는 것을 마인

드풀 이팅^{Mindful Eating}이라고 한다. 목이 마를 때 과즙이 가득한 과일을 먹으면 아이스크림이나 음료수가 필요 없어진다. 옛날에는 치킨이나 짜장면 같은 것을 먹어야 행복했는데, 이제는 행복해지는 기준이 많이 낮아졌다고 볼 수 있다. 사소한 것에 행복하고 자족할 수 있다면 매일 감사하고 행복할 일들이 넘친다.

계획 없이 치앙마이로 떠나다

컴퓨터 드라이브에 있는 모든 여행사진을 실수로 날려버렸다. 처음엔 '진짜? 아닐 거야'라고 생각했지만 모두 지워진 것이 맞았다. 20살 때부터 기록해오던 여행 사진들과 대학생 때 사진들이 있던 드라이브였다. 허무했지만 동시에 후련하기도 했다. 어차피 사진을 많이 찍고 모아둬도 안 봤기 때문이다. 3년 넘게 쓰던 핸드폰을 바꾸면서는 일부러 백업을 따로 하지 않았다. 연락처도 전부 다 지워버렸다. 어차피 있어 봤자 연락을 안 하기 때문이다. 자동적으로 인간관계가 정리되었다. 가족들, 가까운 친구들, 지금 같이 일하는 사람들, 연락할 사람들 번호만 다시 저장했다. 안 맞는 인연은 놓아줘도 후회가 없었다. 혹시 몰라서 남겨

두었던, 연락하지도 않을 연락처들을 지워도 큰일은 생기지 않았다. 문득 이제는 혼자서 여행을 가도 되겠다는 생각이 들었다. 혼자서 여행 가는 것은 늘 나의 위시리스트^{Wish List}에 있었지만, 실현하기에는 너무도 어려운 과제였다. 내 사진을 예쁘게 찍어줄 사람, 식당에서 여러 음식을 시켜서 아쉽지 않은 식사를 할 사람, 심심할 때 이야기할 사람, 길을 대신 찾아봐줄 사람, 어려울 때 서로 의지할 수 있는 사람, 두려움을 없애줄 사람이 필요했었다. 이제 나 혼자에 대한 믿음이 생겨났다.

심각한 길치에다 택시도 무서워서 혼자 못 타던 내가 혼자 여행을 결심한 것은, 그래도 이제는 나를 믿기 때문이다. 실수를 좀 해도 이제는 내가 믿음직스럽고, 어떤 모습이든 사랑스럽고, 어려운 일이 있을 때 남이 아닌 나에게 기댈 수 있고, 현명하게 대처할 수 있다는 사실을 알게 되었기 때문이다. 그렇게 무작정 치앙마이^{Chiang Mai}로 가는 티켓을 끊었다. 혼자 여행한다는 것은 곧 나를 믿는다는 뜻이기도 했다.

이제 나는 꼭 먹어야 하는 음식이 없어졌다. 반드시 가봐야 하는 명소도 없어졌다. 여행 가면 본전 뽑겠다고 맛집 리스트를 작성하고 명소들을 바삐 돌아다니는 나는 이제 없다. 적은 돈을 들고 달라진 환경에서 평소처럼 먹고 싶은 것 먹고, 가고 싶은 곳 가고, 하고 싶은 것을 했다. 노트북을 켜고 일도 한다. 요즘은 노트북과 와이파이만 있으면 어디서든 일을 할 수 있는 시대다. '너무 오래 앉아있었다' 싶을 때쯤 일어나서 주변에 구경할 만한 곳에 가본다. 걷는다. 오늘 가는 곳의 최적의 경로나 계획 같은 것은 없다. 길을 몇 번 돌아도 지금 가고 싶은 곳에 간다. 구글 지도만 보고 가면 모든 것이 해결된다. 가고 싶은 곳에 가던 중 우연히 좋은 볼거리들을 발견한다. 예상치 못한 즐거움을 발견할 때 더 행복한 법이다. 원래 계획을 취소하고 마사지를 받기도 한다. 모기에 물린다. 덥다. 음식도 비위생적이다. 어딜 가나 초파리들이 함께한다. 음식에 같이 죽은 초파리가 섞여 나오기도 한다. 위생적인 것을 기대하지 않았기에 덜어내고 군말 없이 먹는다. 또 걷는다. 땀이 흐른다. 이 나라는 학생들도 오토바이를 타고 다니는데 공기가 매우 안 좋다. 비가 오기도 했다. 그래서 좋았다. 좋은 점만 있는 것은 아니지만 안 좋은 점도 좋은 점이 될 수 있으며 배울 것이 있다. 그래서 즐겁다.

　　내 몸만 누우면 되는 작은 1인실 방을 골랐다. 새벽 일찍 눈이 떠져서 조용히 침대 위에 앉아 명상을 했다. 아침밥은 꿈도 못 꾸던 내가 이제는 아침형 인간이 되었다. 이곳의 조식은 과일과 채소 몇 가지, 토스트, 달걀, 오믈렛이 나온다. 적어도 베지테리언 식사다. 그러나 아침마다 계란을 3-4개씩 먹는 사람들의 몸에서는 달걀 특유의 비린내가 많이 났다. 동물성 음식을 먹지 않다 보니 저절로 후각이 발달한다. 예전에는 전혀 느끼지 못했던 것들을 느끼고 있다. 가령 고기 굽는 냄새는 매연처럼 느껴졌다. 달걀과 생선에서는 예전보다 비린내가 훨씬 더 많이 느껴졌다. 그만큼 과일과 채소 냄새도 잘 맡는다. 설탕이 따로 없어도 입맛이 예민해져서 과일과 채소 본연의 단맛과 쓴맛, 고소한 맛, 씁쓸한 맛을 잘 느끼게 된 것이다. 내가 생각해도 내가 신기했다. 내가 변한 것일까? 아니다. 본연의 나로 돌아온 것이다.

공용 욕실이 있는 호스텔이다. 남들과 같이 화장실을 쓰는 것을 극도로 싫어하던 나였는데 그런 것은 이제 문제가 안 된다. 따뜻한 물도 잘 나오지 않고 수압도 약했으나 어색하지 않았다. 이왕 이렇게 된 거 시원한 물로 끼얹으니 정신이 바짝 들고 좋다. 없으면 없는 대로, 좀 불편하면 불편한 대로 살면 된다. 호스텔에 찾아온 손님들은 좁다, 방음이 안 된다, 날파리가 있다, 따뜻한 물이 잘 안 나온다 등등 불평을 하기도 했다. 그러나 그 단점이 오히려 장점이 되기도 하는 경험도 필요하다. 모든 것은 내가 바라보는 관점에 따라 달라진다는 것을 깨달았다. 이런 마음가짐으로 산다면 어디 있든 굶어죽지 않고 행복하게 살 수 있을 거라는 생각이 들었다. 같은 층에 묵은 사람들은 방문도 안 닫고 잔다. 맘편하고 걱정 없는 사람들이 이 숙소에 오겠지. 나도 더불어 맘이 편했다.

'나 예뻐?' 하면서 화장하는 내 모습은 이제 없어졌다. 아무 것도 바르지 않은 맨얼굴에 머리를 대충 말리면서 짜릿함마저 느꼈다. 물로만 세수하고 몸을 씻은 후로는 삶이 더 간결해졌다. 걱정거리가 줄어든다. 긴 머리카락을 대충 질끈 묶고 거리를 활보했다. 화장을 하지 않아도 나의 결점에 부끄럽지 않아졌다. 매일 비슷한 옷을 입어도 나는 여전히 나였다. 한국으로 돌아가면 더욱더 다른 사람에게 잘 보이기 위해, 그 기준에 맞추기 위해 나에게 엄격한 잣대를 들이밀지 않아도 될 것 같았다. 남들이 나를 뭐라고 판단하든, 나는 나라는 사람으로 온전하기 때문이다. 남이 아닌 내가 나를 사랑하기 때문이다. 지금 이 순간 낯선 땅에서 나에게 의지한 채 현재 존재하는 것만으로도 뜨겁게 감사함을 느꼈던 날이다.

치앙마이는 불교문화가 강해서 어디서든 쉽게 채식식당을 찾을 수 있다. 먹을 게 없으면 과일을 먹으면 된다. 망고스틴 1kg 이 한국 돈으로 천 원도 안 한다. 좋은 재료를 쓰는 채식식당에서 입이 즐거워지는 식사도 했다. 식당이 야외로 트여 있어서 모기 침 다섯 방과 맞바꾼 식사였지만, 그 정도의 가치가 있는 음식이었다. 감히 내가 이제껏 먹어본 음식 중 가장 맛있다고 말할 수 있는 곳이다.

노트북을 등에 지고 땀을 뻘뻘 흘리면서 걷다가 용과(龍

果)로 만든 스무디를 마셨다. 한입 먹자마자 다시 힘이 솟는다. 플라스틱 사용을 줄이려고 미리 가져간 텀블러에 담아달라고 했다. 얼음과 용과만 들어갔는데 나 몰래 설탕을 넣었나 싶을 정도로 달았다. 색감도 예쁘다. 시장에서는 망고스틴을 샀다. 준비해 간 면주머니에 담아달라고 부탁했다. 나 하나 이렇게 줄인다고 달라질까? 내 대답은 '그렇다'이다. 바로 눈앞에 있는 쓰레기들을 모두 치울 수 없다고 가만히 있는 것보다, 당장 주울 수 있는 것을 줍는 것이 낫다는 것을 안다. 그리고 나 같은 사람들이 더 많아지면 거리가 깨끗해질 것이라는 사실도 안다.

　　나는 사람들이 비건이든 자연식물식이든 플라스틱을 줄이는 것이든, 스스로 납득이 가고 그렇게 실천하고 싶을 때를 기다려 자연스럽게 변했으면 한다. 누가 이렇게 한다고 해서, 남들은 다 이렇게 산다고 해서, 억지로 스트레스와 강박과 죄책감을 가지는 사람들을 많이 보았다. 자기 스스로, 자발적으로 변하는 것이 중요하다. 그래야 지속 가능하다. 어쩔 수 없이 죄책감을 느껴서 강압적으로 하는 것은 오래 못 간다. '이렇게 살고 싶다'라는 자발적인 생각의 전환이 있어야 그때서야 생활습관이 된다. 샌프란시스코 공항에서는 이제 플라스틱 생수를 판매하지 않아서 모두 개인 텀블러를 지참해야 한다고 한다. 좋은 소식이다. 많은 사람들이 플라스틱 사용 줄이기에 관심을 가지고 있다. 나 또한 윤리, 환경, 간소한 삶을 지향하다 보니 쓰레기 줄이는 것도 할 수 있을 것 같아서 자연스럽게 변하고 있다. 모든 것은 결국 연결되어 있다.

적은 돈을 들고 떠난 무계획 여행은 성공적이었다. 걷는 것을 좋아해서 도착한 이후로는 모두 걸어 다녔다. 치앙마이는 물가가 저렴해서 근사해 보이는 음식들도 그렇게 비싸지가 않다. 단 대부분 음식들이 기름지고 짜다. 그래도 여행 중 배탈이 난 적은 없다. 먹으러 올 생각은 아니었는데 한국보다 훨씬 많은 외식 선택지에 편하게 외식을 했다. 여행 중 만난 사람들도 좋았다. 채식식당의 친절한 직원들, 배려 깊었던 호스텔 주인, 공항 가는 택시에서 음성 번역기로 나와 대화한 젊은 태국 택시 기사. 세상이 흉흉해서 사람을 잘 못 믿고 혼자서 택시를 타거나 숙소에 머무는 것도 피했었는데, 이번 기회에 사람에게 느끼는 불안한 감정이 사라졌다. 마음을 열고 따뜻하게 대하니 남들을 쉽게 판단하고, 미워하고, 의심하지 않게 된다. 판단하지 않으니 당연히 부당한 대우를 받았다고 기분 나빠 하거나 오해하는 일이 없다.

치앙마이에서 있었던 모든 일들은 그것이 좋은 것이든, 상대적으로 나쁜 것이든 나에게 깨달음을 주었다. 나는 나 자신을 신뢰한다는 것, 내가 나를 신뢰해야 다른 사람들도 나를 신뢰할 수 있다는 것, 나는 내 모습 그대로를 사랑한다는 것, 나쁜 일도 좋은 일이 될 수 있다는 것, 없으면 없는 대로 살아진다는 것, 한국에서 더 자신감 있게 살 수 있겠다는 것, 나는 자유롭다는 것, 앞으로 즉흥적인 혼자 여행을 즐길 것 같다는 것, 매일 행복하고 감사한 일들이 생긴다는 것, 내가 비건임에 행복하다는 것. 한 걸음 더 성숙해진 나의 모습에 축하를!

길고양이는 귀엽지만 비둘기는 더럽다고?

부모님이 가꾸시는 비닐하우스에 CCTV를 달아놓았는데, 엄마가 고양이를 발견했다. 설 연휴 동안 계속 들락날락한 듯하다. 고양이는 여유롭게 비닐하우스로 들어와 태평스럽게 낮잠까지 잔다. 얼마나 웃었는지 모른다. 다행히 채소를 해치진 않은 것 같다.

내 주변에는 동물을 좋아한다는 사람들이 참 많은데, 모든 동물을 좋아하지는 않는 것 같았다. 길고양이를 보살피는 사람들, 일명 캣맘Cat Mom들도 있다. 캣맘들은 길고양이를 싫어하는 사람들을 싫어한다. 길고양이는 확실히 시끄럽다. 예전에 자취했던 곳은 고양이들이 발정이 났는지 주기적으로 단체로 울어댔는데 그 울음소리가 꼭 갓난아기가 우는 것 같아서 무서울 때가 있었다. 방음도 잘 안되던 곳이라 창문을 닫아도 밤이면 시끄러워서 괴로웠었다. 그러나 고양이를 죽이고 싶다거나 혐오하는 생각은 없었다. 실제로 길고양이를 싫어해서 악의적으로 죽이는 사람들도 있다. 캣맘들은 생명을 운운하며 '죄 없는 고양이가 불쌍하지도 않냐?'고 한다. 나도 길고양이를 죽이고 학대하는 사람을 보면 화가 난다. 유기견 학대나 반려동물 학대에도 분개하는 사람들이 많다.

그러나 이런 사람들 중 몇몇은 다른 동물들을 똑같이 혐오한다. 예를 들면 비둘기나 벌레와 같은 것들이다. 비둘기가 멸종되었으면 좋겠다고 한다. 비둘기는 이미 유해동물로 판정되었으니 고양이와 다르다고 한다. 우리가 언제부터 법에 죽고 못 사는 사람들이 되었을까. 어느 날 길고양이가 유해동물로 판정되면 지금의 비둘기처럼 대할 것인가. 유해동물은 오로지 인간이 기준일뿐이다. 비둘기나 다른 동물들, 지구의 입장에서는 인간이야말로 유해동물이다. 나는 길고양이와 마찬가지로 비둘기를 학대하는 사람을 보면 화가 난다.

식용으로 지정된 몇몇 가축들도 오로지 인간이 기준이다. 원래부터 그런 것은 없다. 원래부터 개와 고양이는 반려동물이었고, 원래부터 소, 돼지, 닭, 물고기가 식용동물이었을까? 어떤 나라와 어떤 종교는 소를 안 먹고, 돼지를 안 먹고, 닭을 안 먹는다. 문화마다 다르다. 모두 인간이 정한 것이다. 만약 고양이, 햄스터, 토끼 같은 것들을 가축이라고 법으로 정해놓는다면 군말 없이 먹을 것인가. 혹은 먹지 않더라도 법이기 때문에 어쩔 수 없다고 할 것인가. 법은 도덕과는 관계가 없다. 과거부터 그래왔다고 해서, 법으로 지정되어있다고 해서, 다수가 그렇다고 해서 모두 도덕적인 일은 아니라는 말이다.

모든 것은 차별에서부터 온다. 나는 비둘기를 좋아하는 편이 아니다. 비둘기가 날 때마다 비듬과 세균이 떨어진다는 소문을 들어서 내 머리 위로 날아가기라도 하면 기겁을 했었다. 내 친구들 중에는 비둘기를 거의 혐오하는 친구들도 있다. 그러나 나는 비둘기만큼이나 더러운 길고양이나 유기견은 좋아했다. 세균이 있는 것은 마찬가지일 텐데 외모 때문인지 비둘기와는 다르게 느껴졌다. 그러나 한 번도 이것이 차별이라거나 부당하다고 느낀적은 없다. 비둘기는 원래 '비둘기'이기 때문이다. 나는 바퀴벌레도 싫어한다. 대학교 앞에서 자취할 무렵 여름마다 엄지만 한 바퀴벌레가 나와서 고생한 적이 있다. 그때의 일을 회상하며 글을 쓰고 있는 것만으로도 소름이 돋는다.

그러나 자연식물식을 하면서 동물을 먹지 않다 보니 세상이 달라 보이기 시작했다. 내 눈에 징그럽고, 못생겼고, 별로 안

끌리고, 특정 동물로 분류되고, 법으로 정해져 있다고 해서 그들의 생명이 하찮거나 차별받아야 하는 것은 아니다. 개와 고양이의 목숨이 소중한 것을 안다면 소, 돼지, 닭, 물고기, 새우, 비둘기, 쥐, 벌레의 목숨도 소중하다는 것을 알게 된다. 동물에 속하는 인간 목숨이 소중한 것을 안다면 인간 아닌 동물 목숨도 소중한 것을 알게 된다. 즉 내 목숨이 소중한 줄 안다면 다른 생명의 목숨도 소중한 것을 알게 된다는 것이며, 그 소중한 생명의 범주에 우리와 가깝게 지내는 개, 고양이, 햄스터, 앵무새 같은 것들만 속해 있는 것은 아니라는 것이다.

　일부 사람들은, 개는 애정을 주고 키우니까 죽이면 안 된다고들 한다. 개고기를 위해 길러지는 개들은 주인의 사랑을 받지 않고 대규모로 키워진다. 그들은 애정을 받지 않았으니 죽어도 좋은 것일까? 누구는 돼지를 가족처럼 키우기도 한다. 그 돼지와 공장식 사육장에서 키우는 돼지의 차이점은 무엇일까. 인간이 애정을 주고 안 준다는 관점으로 한 생명의 운명과 길이가 정해질 만큼 인간이 신처럼 우월한 존재일까. 동물을 살리는 것도, 동물을 죽이는 것도 모두 인간이 결정할 수 있는 일일까. 누군가 나의 생명의 길이를 정한다고 한다면 나는 뭐라고 할 것인가.

　일본 영화 〈P짱은 내 친구〉에서는 신입 교사가 초등학생들에게 생명을 먹는다는 것이 얼마나 귀한 것인지 알려주기 위해 직접 돼지를 키워서 잡아먹자는 제안을 한다. 반 아이들은 처음에 모두 재밌을 거라며 동의를 했다. 그러나 돼지에게 'P짱'이라는 이름을 붙여주고 그 돼지를 보살피던 아이들은 돼지도 개나 고양이와 다를 바 없이 사랑을 주고 교감할 수 있다는 것을 깨닫는다. 돼지는 실제로 개보다 아이큐가 높으며 3살짜리 아이의 지적 수준과 비슷하다고 한다. 호기심이 많고 하루의 대부분을 여기저기 돌아다니는 것에 쓴다고 한다. 시간이 갈수록 급식에 나오는 돼지고기가 왠지 먹기 싫어진다는 친구들도 생겼다. 매일 햄으로 마주하던 이름 모를 '돼지'가 아니라 내가 알 수도 있었던 '어떤 돼지'가 된 것이다. 1년 새에 '돼지 P짱'의 크기는 제법 커졌다. 학생들은 졸업 전에 이 돼지를 정말로 잡아먹을 수 있을지 아니면 살려줘야 할지에 대해서 토론을 한다. 한 생명체의 목숨이 한 학급의 아이들의 투표로 결정되는 순간이다. 역시 찬반 논쟁이 팽팽하다. 돼지를 먹자고 하는 아이들도 전부 마음 아파하는 것은 마찬가지였다. 그중 한 학생이 선생님에게 이렇게 질문한다.

"선생님, 생명의 길이는 누가 정하나요?"
선생님은 잠시 고민하다가 이렇게 말한다.
"아무도 정할 수 없단다."

차별 없이 세상을 바라보면 이전에 몰랐던 것들이 눈에 밟힌다. 예전에 나 또한 다 큰 돼지를 보면 못생겼다며 깔깔거렸다. 그러나 동물을 먹지 않은 후로는 돼지도 돼지 나름의 개성이 있는 것처럼 느껴졌다. 이름을 부르면 쪼르르 달려오는 모습을 보면 영락없는 강아지다. 지금은 가장 좋아하는 동물이 돼지다. 배를 만져달라며 벌렁 드러눕고 뚱뚱하고 짧은 다리로 열심히 뛰어다니는 모습이 얼마나 사랑스러운지 모르겠다. 개를 사랑하는 사람이 개를 먹지 않듯이, 나는 돼지를 사랑하기 때문에 돼지를 먹지 않는다. 그러나 만약 돼지의 매력을 찾지 못했어도 돼지를 먹지 않았을 것이다. 모두가 나처럼 고통을 피하고 행복하길 바라는 존재임을 알기 때문이다.

〈동물과 인간이 공존해야 하는 합당한 이유들〉이라는 책을 읽는 도중 책갈피 안에서 내 손에 있는 점보다 작은 크기의 책벌레가 기어 나왔었다. 예전 같았으면 아무렇지 않게 손으로 꾹 눌러 죽였을 테지만, 책벌레를 유심히 들여다보았다. 이렇게 작은 생명체도 어디로 갈지 생각하며 여기 갔다 저기 갔다 되돌아오고 망설이면서 부지런히 움직이고 있었다. 책 읽는 데 방해가 되지 않았기 때문에 그냥 계속 책장을 넘겼다. 그 벌레가 어디로 갔는지는 모른다. 죽일 이유가 없어서 안 죽였다. 어차피 오래 살지 않고 금방 죽어버릴 벌레다. '내 손으로 아주 쉽게 죽일 수 있다고 해서 이 벌레의 목숨을 하찮게 보아도 될까?' 같은 질문들이 동물을 먹지 않고 난 이후로 자주 머릿속을 맴돌았다. 누군가는 이렇게 말한다. 공장식 사육이 잘못된 것이라면 나는 내 손으로 소, 돼지, 닭, 물고기를 죽여서 잡아먹겠다고 말이다. 내 손으로 동물을 아주 쉽게 죽일 수 있다고 해서 살생이 도덕적으로 정당화되지는 않는다. 사람을 아주 쉽게 죽일 수 있다고 해서 살인이 도덕적으로 정당화되지 않는 것처럼 말이다.

사람들은 동물의 생명에 대해서 이야기하면 식물에 대해서도 이야기를 한다. 식물은 고통을 느끼지 않지만 '생명인데 왜 먹냐'는 것이다. '식물을 차별하지 말고 아무것도 먹지 말아야 논리에 맞다'고 한다. 예전에는 이런 질문에 시니컬하게 '식물은 과학적으로 고통을 느낄 수 없다고 밝혀졌으며, 사람은 식물을 먹지 않으면 생존할 수 없기 때문'이라고 대답했다.

그러나 시간이 지날수록 생각이 달라졌다. 지구상에 살아가는 모든 생명체들에 대해 다시 생각해보게 되었다. 나는 반려동물이 아니라는 이유로 당연하게 죽는 소, 돼지, 닭의 생명도 마땅히 존중받아야 한다는 것을 안다. 바다에 살고 있는 물고기와 신비한 생명체들, 몸집은 작지만 부지런히 날아가는 벌레들도. 그리고 오늘 내 식탁에 올라와 좋은 영양분을 공급해주는 식물들도 소중하다는 것을 알게 된다. 어느 것 하나 하찮은 것은 없었다. 나는 지구에서 살아가는 생명체 중 가장 지능이 높은 인간이라는 종으로 태어났지만, 그것이 다른 종보다 내가 더 우월하다는 근거가 될 수는 없다. 인간들 사이에서도 지적 능력과 언어 발달이 다르기 때문이다. 나는 나보다 지적 능력이 낮은 사람들을 함부로 대하고 깔보지 않듯이 다른 동물들보다 내가 우월하다고 생각하지도 않는다.

모든 동물은 살아가기 위해서 다른 생명을 먹어야 한다. 인간은 동물로 태어났다. 무언가를 먹지 않으면 살 수가 없다. 식물과 동물을 둘 다 먹는 옵션, 식물만 먹는 옵션, 동물만 먹는 옵션이 있다. 이 중 나 자신의 건강과 생명을 유지하기에 알맞으며, 최소한의 해를 끼칠 수 있는 것은 식물만 먹는 것이다. 채식 대신 육식을 선택하면 가축들에게 먹일 식량과 토지 확보를 위해 더 많은 식물들이 불에 타 죽거나 동물들에게 먹힌다. 식물도 소중하다는 것을 안다면 더욱더 채식을 해야 된다는 뜻이다. 〈아무튼, 비건〉의 저자 김한민 작가는 그런 질문에 대해 이렇게 대답한다.

왜 이렇게 기초적인 이야기까지 해야 할까? 이렇게 말하는 사람들은 대개, 어떻게든 흠집을 잡거나 딴지를 걸고 싶은, 비건에 대한 근거 없는 거부감을 가지고 있기 때문이다. 만일 진심으로 식물의 고통을 배려하는 사람이 있다면, 그 사람이야말로 가장 서둘러 비건이 되어야 한다. 식물을 가장 적게 죽이고, 식물의 고통을 가장 최소화하는 방법이 바로 비건식이다. 주지하다시피 동물성 식품, 특히 육류는 엄청난 양의 식물 사료를 먹는 동물을 먹는 것이므로, 결과적으로 최대의 식물 희생을 치른다. 그러니 식물이 걱정되고 식물의 고통을 줄이고 싶으면 식물을 직접 먹기를.

모든 야생동물들은 필요한 만큼만 먹는다. 육식동물인 사자는 필요한 만큼의 동물들을 사냥한다. 초식동물인 사슴은 필요한 만큼의 풀을 먹는다. 코끼리는 먹는 양이 많긴 하지만 그것이 원래 코끼리에게 적당한 양이다. 이처럼 인간도 생존에 필요한 음식을, 필요한 만큼만 먹어도 충분하다. 다양하게 먹지 않아도 된다. 남들이 먹는다고 따라서 먹지 않아도 된다. 넘쳐서 남는 것보다 조금 부족한 것이 차라리 낫다. 나는 매일 소박하게 차려 먹어도 건강하게 살아가는 데 지장이 없다. 나는 특별히 종교는 없지만 불교의 교리에 깊게 동감한다. 불교에서는 식물, 동물, 사람, 모든 것을 동일시한다. 이것이야말로 완전히 차별 없이 모든 생명을 동등하게 바라보는 것이 아닐까 싶다. 이런 생각을 가지면 식물을 먹을 때도 감사한 마음으로 먹을 수 있게 된다.

땅이 병들면 식물이 병든다. 동물이 병들고 사람이 병들고 내가 병든다. 식물과 내가 다르지 않고 동물과 내가 다르지 않고 너와 내가 다르지 않다. 그리하여 우리는 서로를 지배하지 않고 보호해주어야 한다. 너를 살리는 일이 곧 나를 살리는 일이다. 세상의 모든 만물은 그렇게 공존한다. 동물, 식물, 사람, 흙, 바람까지 모든 중생이 공존한다는 마음으로 자연을 대하고 음식을 바라보고 만들고 먹는 것이 바로 사찰음식이다.

— 〈당신은 무엇을 먹고 사십니까〉 선재

• • •
내일 죽으면 뭐 할 거냐고?

자연식물식을 하기 전 나는 음식에 집착을 했다. 조금 더 건강하게 살고 싶어서 무염 닭가슴살, 저지방 치즈 같은 걸 먹고 인스턴트 음식은 안 먹었다. 짜장면, 치킨, 피자, 과자, 빵, 햄버거, 이런 건 누가 봐도 안 좋은 음식이니까 그런 것들을 피하면 건강할 줄 알았다. 칼로리도 매일 계산했다. 나에게 딱 맞는 칼로리가 정해져 있어서 그걸 넘으면 살이 찔 것이라고 생각했다. 자꾸 그렇게 제한해서 먹다 보니까 진짜로 칼로리를 오버해서 먹으면 살이 쪘다. 그럴수록 더욱더 음식을 참을 수밖에 없었다. 그렇게 참으면 오는 것이 결국 폭식이다.

'내일 죽는다면 무엇을 하고 싶냐?'고 물어볼 때, 나는 정말로 솔직하게 '먹방 BJ처럼 치킨, 피자, 탕수육, 과자, 케이크 같은 것을 맘껏 시켜놓고 배가 터질 때까지 먹다가 죽을 것'이라고 대답했었다. 그 대답이 바로 튀어나올 정도로 음식에 대한 나의 집착이 대단했다. '가족과 더 시간을 보낼 거예요', '친구들을 만날래요', '나무 한 그루를 심을 거예요'와 같이 아름답고 감동적인 대답도 있었을 텐데, 고작 죽기 전에 하고 싶은 것이 배불리 먹다가 죽는 것이라니… 전에는 남이 먹는 것을 구경하느라 나의 소중한 시간들을 낭비했었다. 그러나 먹방을 끊임없이 봐도 배가 고팠고 불만족스러웠다. 결국 폭식이 찾아왔다. 먹기 위해 살았었다. 먹기 위해 살다 보니 아팠다. 그래서 마음껏 먹지 못했다. 그러다 보니 나의 소망은 내가 먹고 싶은 온갖 해롭고 지방이 가득한 음식들을 마음껏 먹는 것이었다. 눈 뜨자마자 음식을 생각했다. 많이 먹으면 아프니까 먹방으로 대리만족을 했다. 자기 전에도 먹방을 봐야 마음이 안정되었다.

그렇게 폭식하고 절제하기를 2년 가까이 했던 것 같다. 나의 음식집착은 자연식물식으로 종결되었다. 폭식으로 망가진 내 몸은 놀라운 속도로 회복되었다. 자연식물식을 하고 나서 모든 동물과 가공식품을 단호하게 먹지 않는 내 모습에 다들 놀랐다. 우리 아빠마저도 나에게 '네가 예전에 고기를 좋아했었던 것 맞지?' 하고 물어봤다. 주변에서 '너 원래 고기 안 좋아했던 거야.

확실해?'라고 물어보기도 했다. 그러다 보니 처음에는 다들 내가 노후를 행복하게 살기 위해 억지로 음식을 참고 있다고 생각했다. 현재를 즐기지 못한다고 생각했다. 맛있는 것들을 못 먹어서 불쌍하다고 했다. 나는 그럴 때마다 다음과 같이 대답했다. "못 먹는 게 아니라 안 먹는 거야."

●●●
못 먹는 게 아니라 안 먹는 거야

왜 꼭 금요일 밤을 치킨과 맥주로 보내고, 영화를 보면서 팝콘과 버터 오징어를 먹고, 생일에는 생일 케이크와 기름진 것들을 거하게 먹고, 배가 고프면 죄책감 없이 햄버거도 사 먹고, 놀이동산에 가서는 츄러스와 과자 같은 것을 먹고, 여행 가면 그 나라의 맛집에서 피자와 스테이크를 먹어줘야 행복하다고 생각하는 걸까?

나는 이제 치킨이 아니라 과일을 보면 행복해진다. 아침에 일어나서 달달하고 수분 가득한 과일을 베어 먹고, 마트에서 할인하는 과일을 보면 신나서 장바구니에 담고, 갓 지은 따뜻한 현미밥을 입안에 넣고, 아삭아삭한 오이고추를 베어 먹고, 디저트로 고소한 견과류와 두유를 먹고, 채소를 넣은 김밥을 돌돌 말아 보고, 훌륭한 양념과 채소들로 새로운 요리를 시도해보고, 여행 가서 그 나라의 제철과일을 먹어보는 것으로는 행복할 수 없는 걸까?

반찬의 가짓수가 많지 않아도, 밥 자체에서 오는 포만감으로도 충분하다. 그러나 채식으로 다양한 요리를 하는 것도 채식에 대한 지속적인 흥미를 가져다준다. 새로운 맛, 새로운 요리 방법. 모든 것들이 하나의 도전이고 재미가 된다.

이 글을 읽는 분들 중에 혹시 과거의 나처럼 '내일 죽는다면 평소에 먹지 못했던 것들을 미친 듯이 먹고 죽을 거야'라고 대답하는 사람이 있다면 음식을 바라보는 관점이 건강하진 않다는 뜻이다. 그렇게 대답한다는 것은 현재 식사에 불만족(말로는 만족한다고 하더라도 마음속 깊이로는 결국 불만족)하고 있으며, 무언가를 억지로 참고 있다는 뜻이다. 이런 상태로는 당연히 폭식이 올 수밖에 없다. 지금 식사에 만족을 한다면 결코 그런 대답이 나올 수가 없다.

나는 자연식물식을 하기 이전에 인스턴트 음식 대신 닭가슴살 샐러드를 먹으면서 '맛있다, 참 건강해'라고 스스로를 위로했다. 먹방을 보면서 '먹고 싶어서 그런 게 아니라 그냥 드라마처럼 보는 거야'라고 둘러댔다. 마음속 깊이 나는 정말로 그때 치킨이 먹고 싶었다. 지금은 주변 사람들도 내가 진짜 자연식물식을 온전히 즐기며 만족하고 있다는 것을 믿는다. 억지로 하는 것에는 분명히 한계가 있기 때문이다. 그래서 더 이상 '못 먹어서 불쌍하다'와 같은 말은 하지 않는다.

죽기 직전 치킨을 먹는다고 내 몸에 해가 되지는 않을 것이다. 그렇다고 해도 마지막 식사를 동물성 음식으로 마무리하고 싶진 않다. 공장식 축산의 환경이 얼마나 비위생적인지는 유튜브에서도 쉽게 볼 수 있다. 한국의 공장식 축산의 환경도 요즘은 책에서 쉽게 알 수 있다. 미생물학자인 제럴드 쿠에스터Gerald Kuester는 닭고기에 대해 이렇게 묘사한다.

최종 상품으로 시장에 진열된 닭고기는 그것을 변기에 처박았다가 바로 먹을 때처럼 더럽기 짝이 없는 것이다.

죽기 직전에 똥과 쓰레기에 양념을 버무린 음식은 왠지 먹고 싶지 않다. 만약 내가 내일 죽어서 마지막 식사를 하게 된다면 스님들이 절에서 먹는 사찰음식으로 마무리하고 싶다. 그렇게 해도 충분히 맛있다.

죽기 직전까지 하나의 생명이라도 더 살리고, 남에게 피해를 덜 끼치고, 병들어가는 지구에 조금이라도 나의 흔적을 덜 남기고 싶다. 나의 선택으로 인해 일어나는 무수한 긍정적인 일들이, 미미할지라도 뚜렷하게 보탬이 된다는 것에 마음이 따뜻해진다. 음식을 바꾸는 것만으로도 할 수 있는 일이 많다는 것에 행복하다. 나는 원래 이렇게까지 도덕적인 사람이 아니었는데 음식을 바꾼 이후로 내가 이런 생각을 하고 있다는 것이 신기하다. 때로는 너무 달라진 내 모습에 이질감을 느끼기도 한다. 동물을 안 먹다 보니 식물을 닮아가는 것 같다. '당신이 먹는 것이 당신을 만든다(You are what you eat)'라는 말처럼 말이다.

고작 식사를 바꾼다고 얼마나 큰 효과가 나겠냐는 의심의 눈초리가 있는 것도 사실이다. 뉴욕 타임스는 윤리적 환경적으로 채식 위주의 식사가 옳으니 비건 조롱을 당장 멈추라고 말했다. 비거니즘에 동참하지 않을 것이라면 적어도 비건들이 지속 가능한 미래를 위해 노력하는 것을 존중하고 도우라고 말했다. 안도현 시인의 시 〈너에게 묻는다〉가 생각난다. 이 시가 참 좋다.

연탄재 함부로 차지 마라

너는

누구에게 한 번이라도 뜨거운 사람이었느냐

단순한 음식이
단순한 삶을 완성한다

6

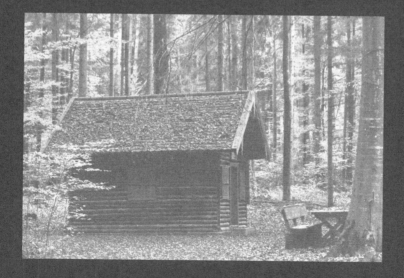

●●●

퇴사를 결심하다

옛날에야 퇴사라는 것이 큰 결심이었지만, 요즘 젊은 사람들에게 퇴사는 누구나 한 번쯤 해보는 고민이다. 다만 그 고민을 실행에 옮길 용기가 없어서 다들 퇴사하지 못하고 산다. 나도 그중 한 명이었다. 그래서 애초에 퇴사하고 싶지 않은 회사를 다니는 것이 내 꿈이었다.

나는 항상 열심히 살았다. 디자인에 대한 열정 하나로 중학생 때부터 디자이너를 꿈꿔왔다. 지옥 같은 미대입시를 견디고 서울에 있는 대학에 붙었다. 4년 동안 장학금을 받았고 차석으로 졸업을 하기도 했다. 나는 내가 좋아하는 것이라면 뭐든지 열심히 꾸준히 했다. 남들은 대기업에 가려고 애를 썼지만, 내 성격상 생각이 열린 사람들과 어울리는 벤처기업이나 신생기업이 맞았다. 좋은 기회가 일찍 찾아와서 졸업하기 전에 내가 가고 싶은 스타트업Start-up 회사에서 일을 시작했다. 시작은 박봉이었지만 '재밌게 할 수 있는 일'을 택했다. 내가 디자이너로 들어가면 이 스타트업이 금방 커질 거라는 확신이 있었고, 거의 초창기 멤버로 들어가서 일을 시작했다. 돈 생각은 안 하고 재밌게 일했다. 월요일에 출근하는 것이 기다려졌으며 주말에도 내 시간을 써서 일을 했다. 이런 노력 또한 대표가 알아주었다. 시간이 지나고 1년 사이에 결국 회사는 전보다 더 성장했다. 직원들이 늘어났으며 월급도 대폭 올랐고 복지도 좋아졌다. 좋아하는 일을 하면 능률이 오르고, 능률이 오르면 돈은 저절로 따라온다는 것이 내 주장이다.

그러나 이런 내가 자연식물식을 시작하고 고민이 생겼다. 돈이 아니라 재미를 쫓고 있다고 생각했지만, 시간이 갈수록 돈을 위해 억지로 회사를 다니고 있다는 고민에 빠지게 되었다. 회사가 원하는 가치와 나의 가치가 달라졌기 때문이다. 예전에는 이 분야에서 최고의 디자이너가 되는 것이 목표였다. 여기서 경력을 쌓고 더 좋은 회사에 가고 싶었고 떵떵거리고 싶었다.

"내가 여기서 무엇을 하고 있나. 이게 과연 나의 가치와 맞는 일일까?"

　나의 가치와 맞는 일을 생각해보면, 나는 이 회사를 위해 컴퓨터를 두드리고 있을 것이 아니라 건강한 식생활과 동물, 환경, 사람을 위한 디자인을 하고 있어야 했다. 대표와 부대표는 처음에 나를 말렸다. 채식을 알리는 것은 취미로만 하고 함께 일하자고 했다. 다시 이쪽 디자인에 흥미가 생길 때까지 기다려주겠다고 했다. 그러나 나는 이미 결심이 서있었다.

　엄마 아빠가 기절초풍할까 봐 퇴사소식은 나중에 내가 안정적으로 무언가를 하게 되면 말하려고 했는데 무슨 자신감인지 직원들에게 퇴사를 발표한 그날 오전, 부모님께도 전화를 걸어서 퇴사 소식을 알렸다. 멀쩡하게 잘 다니는 회사를 왜 관두냐고 그랬다. 요즘 취직이 잘 안되는데 괜찮겠냐고 그러신다. 나도 잘 모르겠지만 내가 무언가를 할 수 있을 것 같다고, 자유롭게 내가 찾아서 뭐든 할 수 있을 것 같다고 말했다. 내가 하고 싶은 걸 하면 능률이 오르고, 능률이 오르면 돈은 당연히 따라오니까 걱정하지 않는다고. 보수적인 부모님도 결국 나를 응원해주셨다. 내가 알아서 잘할 거라는 걸 아시기 때문이다.

　초조함, 불안함, 걱정을 떨쳐버리자 오히려 시기적절한 기회들이 나에게 찾아왔다. 마치 내가 퇴사하기만을 기다리고 있었던 것처럼 말이다. 새로운 일들(자연, 환경, 동물복지, 채식에 관련된)을 곧바로 하게 되었고, 새로운 일들이 또 새로운 일들을 끌어왔다. 풍족하지 않지만 생활에 불편이 없을 정도로 일정한 수입이 생기기 시작했다. 간소한 삶을 지향한 이후로는 돈을 벌면 거의 쓸 일 없이 모아두는 편이라서 사는 데 지장이 없어졌다. 이 정도면 충분히 행복하다. 누군가는 나를 걱정도 할 것이다. 그러나 나에게 내 삶은 걱정이 아니라 행복이다.

자연식물식은 나의 인생을 바꿨다. 멀쩡하게 다니던 회사까지 관뒀으니 음식을 바꾸고 퇴사까지 하게 된 것이다. 마치 나비효과처럼 음식을 바꾼 이후로 모든 선택들이 여러 결과를 만들어서 여기까지 왔다. 내가 아닌 남을 돕는 삶, 그러다 보면 결국 나 자신도 돕게 된다는 것. 남에게 베푼 사랑은 나에게 돌아온다는 것. 그것이 바로 이타주의의 장점이다. 지금의 이 선택이 또 어떤 결과를 불러올지 두렵기보다는 기대로 마음이 부풀어있다.

나는 '최소한의 삶'을 지향할 것이다. 나는 건강 하나 때문에 음식을 바꾼 것이 아니다. 단순히 내 건강만을 이유로 자연식물식을 지향했다면 오래가지 못했을 것이다. 따라서 내가 '무엇이든 골고루 먹는 습관'으로 돌아가려면 여러 가지 이유를 반박하고 돌아가야 한다는 소리인데, 합리적으로 반박할 수 있는 것이 하나도 없다. 그리고 그것을 무시하고 살 수도 있었지만 나는 이렇게 살고 있다. 나는 내가 자랑스럽고 사랑스럽다.

"이성적으로, 공장식 축산은 물론 말할 것도 없이 여러 가지 면에서 나쁘다. 내가 읽은 자료와 대화들 중 그 어디에서도 공장식 축산에 대한 설득력 있는 변명을 아직 발견하지 못했다. 그러나 음식은 이성적이지 않다. 음식은 문화이고, 습관이며, 정체성이다. (중략) 인간이라는 것, 인간적으로 행동하는 것은 이성을 발휘하는 것 이상이라는 사실이다. 공장식 축산에 반응하려면 정보를 넘어서, 욕망과 이성, 사실과 신화, 심지어는 인간과 동물 사이 대립 너머에 존재하는 것을 볼 줄 아는 능력이 필요하다."

— 〈동물을 먹는다는 것에 대하여〉 조너선 사프란 포어 Jonathan Safran Foer

음식을 바꾸면 삶이 단순해지는 증거들

"니는 요리도 안 하는데 부엌이 와 이리 더럽노."

부모님이 잠시 나 혼자 사는 서울 집에 오셨는데, 엄마가 하신 말씀이다. 요리를 안 한다고 청소를 잘하는 건 아닌 것 같다. 평소에 요리도 안 하고 기름도 안 먹어서 그냥 밥 먹고 물로 쓰윽 한 번 그릇을 헹구고 마는데, 엄마가 보고 기겁하셨다. 요즘은 화장실 청소도 그냥 물로 쓰윽 뿌리고 칫솔로 타일 사이사이에 찌든 때를 열심히 닦아낸다. 엄마가 예전에 청소하라고 사주셨던 욕실 청소 세제는 냄새가 진짜 독해서 딱 봐도 '나 해로운 성분 가득해'라고 외치는 듯하다. 그것들이 배수구를 타고 들어가면 어떻게 될까? 몸에도, 지구에도 이롭지 않다. 안 쓸 수 있다면 안 쓰고 싶다. 엄마한테는 청소 세제를 안 쓴다는 말을 안 했다. 나름 깨끗하다고 생각했는데 엄마가 왔다 가신 후 집이 새집이 되었다. 내가 게을러서 그렇지, 세제를 안 쓴 탓은 아니겠지. 분발해야겠다. 변기도 물과 솔로만 벅벅 청소하는데 엄마가 변기는 깨끗하다고 하셨다. 물로 청소한 줄은 전혀 모르신다. 속으로 기뻤다. 거봐, 없어도 잘 살아진다니까.

"냉장고가 텅 비어서 먹을 게 없노."

우리 집 냉장고에는 쌀, 채소, 전통 된장과 간장밖에 없다. 종류는 적지만 채소를 담은 통은 정말 많다. 모두 부모님이 수확해서 보내주신 것들이다. 냉동실에는 엄마가 사주신 쑥떡들이 있었다. 과일은 보통 상온에 보관한다. 나한테는 충분한 냉장고지만 먹는 것이 다른 부모님 눈에는 먹을 것이 없다.

가족들이 사는 본가에 내려가서 냉장고를 열어보면 나는 이렇게 말한다. "냉장고가 꽉 차도 먹을 게 없노." 내가 먹을 것이 없다는 뜻이다. 문을 열자마자 겨우 자리를 잡은 음식들이 자칫하면 굴러 떨어질 정도로 꽉 차있다. 계란, 우유, 빵, 초코파이, 먹다 남은 구운 스팸과 계란말이, 베이컨, 채소 한 뭉텅이, 탄산음료, 나물반찬들, 과일들. 궁금해서 열어본 냉동실은 더하다. 언제 먹을지 알 수 없는 여러 가지 맛의 닭가슴살 소시지, 두 눈 부릅뜨고 꽝꽝 얼어있는 큰 물고기와 작은 물고기들, 새우와 조개 등등. 나는 냉장고 문을 얼른 닫는다. 우리 가족은 현미밥이 거칠다고 백미를 먹는다. 내가 내려오면 엄마가 따로 현미밥을 해주신다. 집에 내려가도 내가 먹는 것은 정해져있다. 너무 많아서 무엇을 먹어야 할지 고민하다가 결국 전부 다 먹어버렸던 과거와는 달리, 아수라장인 냉장고 속에서 나물반찬과 채소와 과일을 꺼낸다. 현미밥과 함께 장아찌, 쌈채소, 오이고추, 김 정도만 있어도 만족한 식사다. 예전에는 집에 내려갈 때마다 엄마에게 물어봤다. "엄마, 집에 뭐 있어? 맛있는 거 해줘." 자취하다 보니 엄마의 거한 한 상이 그리운 것이다. 그런데 지금은 별거 바라지 않는다. 고구마와 제철과일만 있어도 맛있고 행복하다. 오랜만에 만나는 사랑하는 사람을 대접하기 위해서 무조건 상다리가 부러질 정도로 차리는 것만이 정답은 아니라는 걸 알게 되었기 때문이다.

"아가씨처럼 좀 꾸미고 다니지."

옷도 잘 안 사 입고 화장도 안 하니까 엄마 기준의 '아가씨'와 나는 좀 다르다. 그래도 예전보다 내 생활에 대해서 많이 이해해주시는 편이다. 아침에 일어나서 출근할 때 물로만 얼굴 쓰윽 씻고 옷 대충 간단하게 입고 나가는 걸 보고 '니는 참 편하겠다' 하면서 못 말린다는 표정을 지으신다. 그런데 진짜 편하다. 한창 남들 꾸미고 다니기 바쁜 20대에 맨얼굴로도 당당히 다닐 수 있다는 것이 얼마나 큰 해방감을 가져다주는지 모른다. 다수와 반대로 가고 있다는 것은 왠지 모를 짜릿함마저 준다. 나는 이제껏 화장하고 뽀사시한 필터를 적용한 사진 속의 내가 진짜 내 모습인 줄로만 알고 있었다. 화장 안 한 나의 맨얼굴을 보는 것이 어색하고 싫었다. 창피해서 맨얼굴로 밖을 다니지 못했다. 조건적으로 나를 사랑했던 것이다. 화장한 나와 안 한 내가 존재했고 둘은 차별받았다. 인정해야 한다. 둘 다 나다. 그러나 이것이 진짜 나다.

이제 얼굴에 무언가를 덕지덕지 바르는 것은 상상이 잘 안 간다. 씻는 것도 그냥 물로 열 번 정도 헹구면 되니까 이렇게 편할 수가 없다. 그동안 왜 내가 외출 1시간 30분 전에 일어나서 폼클렌징으로 벅벅 문지르고, 토너 바르고, 에센스에 수분크림 바르고, 비비로 가짜 피부색을 만들고, 아이라인으로 가짜 눈을 그리고, 속눈썹을 올리고, 코와 턱에 그림자로 분칠을 하고, 새빨간 립스틱을 발랐는지. 왜 나의 진짜 모습을 가리려고 했던 것일까. 왜 남에게 잘 보여야 나를 사랑할 수 있었던 것일까. 이제 목과 얼굴의 피부색이 같아졌다. 내 입술은 본래의 자연스러운 색이다. 눈이 가려우면 비벼도 된다. 얼굴이 가려우면 긁어도 된다. 거울을 챙겨 다니면서 화장을 고치지 않아도 된다. 식후에는 입을 깨끗이 닦기만 하면 끝이다. 화장을 지우는 데 공들이지 않아도 된다. 화장품값도 안 드니 고정적으로 나가던 지출이 확 줄어들었다. 그리고 나를 사랑하게 되었다. 다른 사람들이 바라보는 나, '외적인 나'가 아닌 '진짜 나'가 온전히 살아있음을 깨닫게 되었다.

자연식물식을 하고 나서 쓸데없는 소비활동도 거의 안 하게 되었다. 대신 지속적으로 쓸 수 있는 것들을 찾는다. 그러나 보니 대부분의 것들이 친환경적으로 바뀌었다. 세탁 세제는 친환경 세제로 바꿨는데 더럽지 않으면 그냥 물로만 세탁하기도 한다. 오랫동안 쓰던 플라스틱 칫솔통과 칫솔은 바꿀 때가 된 듯해서 대나무 칫솔통과 대나무 칫솔로 바꿨다. 평생 동안 살면서 내가 버릴 플라스틱 칫솔들을 생각하니 지금부터라도 소비하고 싶지 않은 것이다. 일회용 비닐 대신 과일과 채소를 담을 때는 면주머니를 사용한다.

또 하나 크게 바뀐 것은 생리대다. 예전에 생리대에서 발암물질이 나왔다고 하여 난리가 났던 적이 있었다. 그때 몸에 좋을까 해서 유기농 일회용 생리대를 대량 구입했었다. 드디어 일회용 생리대를 다 써갈 때쯤 재사용이 가능한 면생리대를 구입했다. 빨아서 다시 쓰면 된다. 일회용 생리대가 자연으로 돌아가기 위해서는 몇 백 년의 시간이 걸린다고 한다. 살면서 계속 쓰고 버리는 생리대는 어마어마한 양이다. 내가 버린 생리대는 내가 죽어서도 지구 어딘가를 떠돌고 있을 것이다. 그런 점에서 생리컵 혹은 빨아서 다시 쓸 수 있는 면생리대는 좋은 대안이다. 가격 면에서도 좋고, 환경 면에서도 좋으며, 건강 면에서도 좋다. 이렇듯 이타적인 삶은 주거니 받거니, 너도 좋고 나도 좋다.

다만 내가 꾸준히 소비하는 것은 책이다. 빌려서 읽기도 하지만 읽은 책을 또 읽는 편이라서 웬만하면 새 책이나 중고로 구매하는 편이다. 먹을 음식과 책만 있으면 충분하다. 처음에는 건강과 채식에 관한 책들만 읽다가 갈수록 동물, 환경, 마음관리에 대한 책으로 확장되었다. '책 한 권만 읽은 사람이 제일 무섭다'라는 말이 있다. 어느 한쪽에만 치중된 것을 읽다 보면 지나치게 그쪽으로만 생각하게 된다. 채식과 건강에 대한 책만 읽다 보면 동물성 음식을 조금이라도 먹으면 바로 암에 걸릴 것 같은 인상을 심어준다. 또 '채식은 맞고 육식은 무조건 아니야'라는 생각을 가지기 쉽다. (그렇다고 육식 위주의 식사가 건강하다고 말하는 것은 아니다) 과일식과 생채식 책만 읽으면 그것만 정답인 것 같다. 그래서 다양하게 읽는 것이 중요하다. 자연식물식에 대해 과학적인 사실을 서술한 의사들의 책도 좋았지만, '나 채식 책이야' 하고 드러내는 것보다 채식인 듯 아닌 듯 은은하게 생명존중과 공존을 이야기하는 책들이 생각의 폭을 넓히는 데 더 많은 도움이 되었다.

무엇이 지금의 나로 만들었는가 하면 바로 음식이다. 과거에 나는 윤리적 고려라고는 하나도 없는 이기적인 사람이었다. 그러나 음식이 나를 변화시켰다. 먹는 것은 우리 삶에서 큰 부분을 차지한다. 먹는 것이 간소해지면 저절로 미니멀리스트가 된다는 말이 괜히 있는 것이 아니다. 아래는 음식을 바꾸고 삶까지 단순해진 다른 사람들의 여정이다. 누가 더 미니멀한 삶을 사는지 경쟁할 필요도, 비교할 필요도 없다. 나와 맞지 않는데 억지로 따라 할 필요도 없다. 자발적으로 불편함과 가난함을 택했을 때 비로소 넘치는 풍요와 행복을 찾은 사람들이다. 이렇게 많은 사람들이 단순한 삶을 실천하고 있는지 미처 몰랐다. 존경스럽고 고마울 뿐이다. 내가 운영하는 블로그에 많은 사람들이 글을 올려 주셨다.

"상다리가 휘어지게 차려야 뿌듯하던 때가 있었어요. 그런데 먹고 나면 남는 음식이 더 많아서 오래 두고두고 먹던 기억도 있네요. 그렇게 먹으면 소화도 안되고 몸은 팅팅 붓고… 손이 큰 것이 좋은 게 아니라는 걸 알게 되고 건강 밥상에 가까이 가려고 한 걸음 두 걸음 걷다 보니 삶이 조금씩 간소화되고 편안해짐을 느끼네요."

"그동안 수십만 원 하는 아이크림부터, 면세점 갈 때마다 화장품 골고루 사들였었네요. 이젠 무용지물. 저도 물 세안, 물 샤워를 한 지 8개월이 됐는데 이제 완전히 정착한 것 같아요. 아무 위화감이 없고 당당한 느낌… 세탁기 돌릴 때는 세제도 안 써요. 오래 묵혀두지 않고 미지근한 물에 바로바로 돌리니까 겉에 묻은 먼지제거 정도만 되어도 좋네요. 장 볼 때 특히 다른 사람들보다 클린한 제 장바구니를 보면 씨익 미소가 머금어집니다. ^^"

"저도 치약 안 씁니다. 칫솔로 물 묻혀 닦구요. 세탁기도 안 씁니다. 욕조 더운 물에 담가놓고 발로 밟아도 깨끗합니다. 비누 안 쓴 지도 10년 넘었네요. 채식해서 몸에서 냄새가 안 나니까요. 퐁퐁 안 쓴 지도 오래전입니다. 기름을 거의 안 쓰니 필요 없어졌습니다. 인터넷도 오래전에 없앴으니 전기사용은 냉장고와 램프등과 오디오밖에 없습니다. '악마는 전선을 타고 온다'는 나름대로의 신념이랄까요. 자동차는 20년 째구요. 제가 20년째 병원 안 가본 것처럼 고장 한 번 없습니다. 다음 목표는 '냉장고 없이 사는 법'을 궁리하고 있습니다."

"저는 비누 없이 목욕한지는 7-8년 되었고, 화장은 안 하게 되어 물 세안한 지는 1년 된 것 같아요. 손은 비누로 씻어요.

발은 가끔…^^ 죽염 양치한 지도 한 5년 되었어요. 젊을 땐 정말 멋모르고 생활했는데 나이 들면서 아프다 보니, 그리고 아이가 아파서 공부를 하다 보니 이렇게 변하게 되었네요. 삶이 비슷해 보여요."

●●●

"대견하다, 엄마는 너를 늘 응원한단다."

내가 퇴사를 결심할 수 있게 용기를 준 사람은 생활습관 코칭 프로그램 〈힐링씨티〉의 김하나 대표였다. 내성적이고 혼자 있길 좋아하는 나의 성격과는 다르게 활발하고 사람 만나기를 너무 좋아하는 그녀는 내가 막 블로그를 열심히 하고 있을 때 나를 만나고 싶다며 연락을 했었다. '세상 사람들이 어떻게 하면 덜 아프고, 동물들이 덜 고통받을 수 있을까?'에 대해 꿈꾸듯이 이야기를 했다. 내가 회사를 다니면서 이런저런 고민을 할 동안 그녀는 그 꿈을 이루기 위해 하던 일을 관두고 새로운 도전을 하는 중이었다. '그래, 저런 사람도 있지'라는 생각은 어느새 '그래, 원래 나도 저렇게 살고 싶었는데'로 바뀌었고 내 마음속에 숨겨져 있던 열정이 다시 스멀스멀 올라왔다. 퇴사에 대해 여러 사람들의 조언을 들었었다. 지금 다니는 직장을 왜 관두냐며 말리는 사람들도 있었고, 배가 불렀다는 사람들, 일단은 보류해보라는 사람들, 쿨하게 그냥 하고 싶은 것 해보라고 말하는 사람들도 있었다. 누구 말을 들어야 할지 갈팡질팡할 때 그녀가 말했다. "조언을 들을 거면 자기 가치관이랑 비슷한 사람의 조언을 들어야지. 비워야지 채워져요!"

비워야 채워진다. 뭔가를 얻기 위해서는 받아들일 자리가 있어야 하고 그러기 위해서는 불필요한 것은 이제 그만 버려야 한다. 스트레스를 받으면서 회사생활을 할 때는 새로운 것을 도저히 받아들일 여유가 없었다. 속으로만 '나중에… 언젠가는…' 하면서 기회를 엿보고만 있었는데 회사에 발이 묶여 있어서 기회가 와도 선뜻 나서질 못했다. 이제 퇴사를 하고 나니 열린 마음으로 새로운 기회들을 받아들이게 되었다. 아침에 눈을 뜨는 것이 다시 즐거워졌고 하루하루 생기는 새로운 일들에 감사한다.

더 좋은 것은, 나의 이런 결심이 다른 사람에게도 긍정적인 영향을 끼친다는 것이다. 이전 직장에서 마케팅이 아니라 사진작가 일을 하고 싶어 했던 마케터 언니와도 꿈에 대한 이야기를 자주 했었다. 하고 싶은 것을 하고 살 것이냐 현실적으로 살 것이냐, 결국 인생에 정답은 없는 거라며 마무리했던 대화였다. 나는 결국 퇴사를 했다. 그리고 며칠 뒤 그 언니에게도 좋은 기회가 찾아왔고, 고민 끝에 회사를 그만두고 사진 일을 하게 되었다는 연락을 받았다. 그 언니는 지금 하고 싶은 일을 마음껏 하면서 연예인들의 스틸컷을 촬영해주고 있다. 나의 전 직장은 더 많은 직원들이 들어왔다. 모두 하고 싶은 일을 하기 위해 그 직업을 선택했길 바란다.

그렇다. 'Do What You Love' 바이러스는 생각보다 강력하다. 하루를 절망과 불안이 아닌 설렘과 행복으로 시작하려면 나의 가치에 맞는 일을 하고 살면 된다. 자신을 사랑하는 방법은 대단한 것이 없다. '나는 나를 사랑해'라고 외친다고 자존감이 바로 올라가는 것이 아니다. 많은 사람들이 자기 자신을 사랑하라는 말에 동의하지만 '그래서 도대체 어떻게 해야 나를 사랑하는데?'라고 질문하는 사람들이 많다.

나를 사랑하는 법은 무엇일까? 내가 하고 싶은 일을 하게 내버려두면 된다. 내가 생각하는 것, 먹고 싶은 것, 하고 싶은 것, 하고 싶은 말을 남들 시선이나 어떤 이유들 때문에 하지 못한다면 나의 욕구가 아니라 남의 욕구에 더 신경을 쓴다는 것이다. 남의 욕구에 맞추어 하고 싶은 말을 참는다거나, 거절하고 싶을 때에도 '네'라고 대답한다거나 돌려서 말하는 것 또한 결국 나 자신의 욕구를 무시한다는 뜻이며 나를 행복할 수 없게 만든다. '나는 안 돼, 어쩔 수 없어'가 아니라 '어떻게 하면 되게 할까?'를 고민하는 것이 나를 위한 첫 발걸음이었다. 내가 무엇을 할 때 가장 행복한지, 무엇을 먹을 때 가장 활력이 있고 건강한지, 누구를 만날 때 가장 나다운지, 어디에 있을 때 가장 편안한지. 남의 의견이 아닌 나의 의견을 듣기 시작하면 행복은 뒤따라온다는 것이 나의 경험이다.

속이 비워져야 음식을 먹을 수 있듯이 마음도, 사람도, 일도, 돈도 욕심을 버리고 비워낸다면 결국 좋은 것으로 채워진다는 것을 알았다. 예전의 나는 왜 그렇게 바쁘게 살았던 것일까. 남들에게 인정받기 위해 완벽주의자처럼 행동했었다. 내 잠을 줄여가며 일을 했다. 남에게 인정받는다는 것이 즐거웠으나 내 몸과 마음을 돌아볼 여유는 없었다. 인정받지 못할까 봐 불안한 적도 많았다. 일에 '중독'되어 있다는 것도 어떻게 보면 건강한 상태는 아니다. 음식이든, 마약이든, 사람이든, 일이든 우리가 무언가에 집착한다면 '무엇이 결핍된 것은 아닌지' 돌아볼 필요가 있다. 나의 결핍을 음식으로, 마약으로, 사람으로, 일로 채우려고 하는 것이기 때문이다. 가진 것이 없어도 마음이 건강한 사람들은 언제나 평정심을 잃지 않는다. 자신의 결핍을 외부에서 채우는 것이 아니라 내부에서, 즉 나 자신으로부터 채우기 때문에 집착할 대상이 없다는 것이 나의 주장이다. 19세기에 이미 소로우는 그의 책 〈월든〉에서 현대인들을 이렇게 묘사한다.

> 왜 우리들은 이렇게 쫓기듯이 인생을 낭비해가면서 살아
> 야 하는가? 우리는 배가 고프기도 전에 굶어 죽을 각오를 하고
> 있다. 사람들은 제때의 한 바늘이 나중에 아홉 바늘의 수고를 막
> 아준다고 하면서, 내일의 아홉 바늘 수고를 막기 위해 오늘 천 바
> 늘을 꿰매고 있다. 일, 일, 그러나 우리는 이렇다 할 중요한 일 하
> 나 하고 있지 않다. 단지 무도병(舞蹈病)에 걸려 머리를 가만히
> 놔둘 수가 없을 뿐이다.

가장 중요한 것은 밖에서 일어나는 일에 집중하는 것이 아
니라, 바로 나 자신의 안에서 일어나는 일에 집중하는 것이다. 내
가 무엇을 원하는지 남이 아니라 나에게 물어보는 것이다.

며칠 전 엄마가 나에게 메시지를 보내셨다. '인생을 항상
스스로 개척하고 사는 우리 딸이 대견하구나, 늘 응원한다'는 내
용이었다. 불과 1년 전만 해도 '평범하게 살아라, 남들처럼 살아
라'며 속상해하시던 엄마다. 나도 내가 이렇게 될 줄은 몰랐다. 음
식을 바꾸자 인생이 바뀌었다. 인생에 '절대'나 '반드시'라는 것
은 없다. 자꾸만 어떤 한계를 만든 것은 나 자신이었다는 것을 깨
달았다. 인생은 긴 여정, 그 여정 속에서 저항 없이 모든 가능성

을 활짝 열어두자. 지금도 현재 진행형이다. 이 책을 읽은 모든 분들 또한 각자의 여정을 즐길 수 있기를.

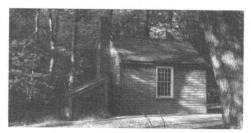

소로우의 오두막

나는 사실 오랫동안 숲 속에 오두막집을 짓고 살고 싶었다. 〈월든〉의 작가 소로우가 그랬던 것처럼, 법정 스님이 기거하셨던 강원도 작은 암자처럼 말이다. 그러나 나 또한 남들처럼 돈과 명예를 쫓아 공부도 해보고 외국을 전전해보기도 했다. 돌이켜 보면 나는 내가 좋아하는 삶을 향해서 갔던 것이 아니라, 남들이 부러워하는 삶을 만들어내기 위해 허겁지겁 도망치듯 살았을 뿐이다. 어쩌면 '떵떵거리며' 살고 싶었던 것이다. 이 떵떵거린다는 표현은 참 재밌다. '나를 부러운 눈치로 봐줄 대상'에 나의 온 신경이 집중되어 있기 때문이다. 나는 왜 삶의 주체인 내가 아니라, 삶의 객체인 남에게 나의 삶의 가치기준을 송두리째 맞추며 살았던 것일까.

책 읽기(엄격히 말해서 책 쌓아놓기)를 좋아했던 나는 대학시절부터 모은 책 수십 박스를 이사할 때마다 들고 다녔다. 심지어 외국에 나가 있던 15년 동안 가져갔다가 귀국하면서 다시 가져왔는데, 15년 동안 그 책 중에 다시 읽은 책은 몇권도 되지 않았다. 나는 왜 그랬을까? 나는 내게 꼬치꼬치 되물었는데 솔직한 대답이 나왔다. 그렇다. 우리 집에 놀러오는 누군가가 집 안을 둘러보고 "와 이 집에는 책이 정말 엄청 많네요." 이 소리를 듣고 싶었던 것이다. 그 깨달음이 있던 날, 또다시 읽고 싶어지는 책 100여 권을 남기고 모두 없앴다. 나는 그런 식으로 LP판, CD, 옷가지며 세간을 정리했다. 얼마 전 이사를 했는데 고가사다리를 타고 올라오는 짐을 위에서 내려다보며 부끄러웠다. 짐이 아직도 많구나!

곰곰이 생각해보았다. 나는 어떻게 미니멀 라이프(현재도 진행 중이다)를 살려고 노력해온 것일까? 정답은 음식이었다. 이 모든 변화는 채식(과일과 채소와 곡물을 기반으로 하는 자연식물식)을 하면서 시작된 것이었다. '공장음식'에서 '참 음식'으로 바꾸면서 비누와 하이타이와 퐁퐁과 샴푸를 없앴다. 향수와 로션도 없애고 머릿기름도 없앴다. 처음엔 조금 어색한 듯하더니 얼마 지나자 아무렇지도 않았다. 한두 달 지나자 세상이 홀가분해졌다. 남의 시선에 맞추어가는 삶을 청산했기 때문이다. 음식을 바꾸자 마침

내 자유를 얻게 되는 생생한 체험을 한 것이다.

'끌려가면 노동이고 끌고 가면 운동'이라고 하지 않았던가. '그것 없이 못 사는 삶'은 끌려가는 삶이다. 삶의 주체인 '나'를 위한 삶이 아니다. '그분 없이 못 사는 사랑' 또한 타인의존적인 삶이 아니던가? 그것 없이 사는 삶, 즉 끌려가는 삶에서 끌고 가는 삶으로의 방향전환이 내게도 자유와 해방감을 주었다.

'60에 푼수'라는 말이 있다. 나이가 많다고 반드시 현명하지는 않다는 것을 우회적으로 표현한 말이다. '노인은 반성하지 않는다'라는 말도 있다. 나이를 먹으면 통념과 관습에서 벗어나기 힘들다는 뜻이기도 하다. 방정환 선생님은 '어린이는 어른의 스승'이라고 말했다. 총명한 이 책의 저자는 비교적 젊은 나이에 많은 것을 깨달았고 거침없이 실천하는 삶을 살고 있다. 통념과 관습에 끌려가지 않고 '참 인생'으로 끌고 가는 삶 말이다. 내가 그렇게 오랫동안 좌충우돌 겪어온 변화를, 이 책의 저자는 불과 2년도 안 되는 시간에 과감하게 실천해내고 있다. '참 행복'의 이치를 이른 나이에 깨달은 까닭이다. 나는 그것이 음식을 바꾸었기 때문에 가능한 일이라고 감히 장담할 수 있다. 음식을 바꾸고 미니멀리즘을 완성해가는 그녀의 모습이 감동적이다. 나는 음식을 통해 가치관이 바뀐 수많은 사람들을 보았다. 그들 모두는 (1)음식을 바꾸니, (2)몸이 정화되고, (3)영혼이 정화되어, (4)단순한 삶으로 전환되는 이 4단계를 거쳤다고 예외 없이 증언하고 있다. 디오게네스가 그랬고 소로우가 그랬고 법정 스님이 그랬고 〈조화로운 삶〉을 쓴 니어링 부부가 그렇지 않은가 말이다.

세상은 진흙탕과 같다. 인지 부조화(진실과 거짓이 섞여 있는)의 세계다. 우리가 채식을 하고 미니멀리즘을 실천하려고 작심을 해도, 퇴근길의 삼겹살과 치킨 냄새가 바짓가랑이를 잡고 눈웃음을 짓는다. 우리가 아무리 옷가지를 버리려 하더라도, 부모님이 택배로 보내주신 xxxx기념이라고 박힌 '수건 다발'을 거절할 수 없다. 우리는 '까칠한 친구'도 되기 싫고 '불효막심한 자식'도 되기 싫은 까닭이다.

그러나 우리는 '깨끗한 삶"을 살기 위해 머리를 자르고 절에 들어갈 필요가 없다. 우리는 '구도의 삶'을 위해 수도원에 들어갈 필요도 없다. 우리에게는 희망이 있다. 진흙탕에서 돌아와 발을 깨끗이 씻으면 되기 때문이다. 신(자연)은 우리에게 자연(참 음식)으로 돌아오면 몸과 영혼을 정화시켜주겠다고 약속하고 있다. 오늘도 씻고 내일도 씻으면 그만이다. 씻는 일은 또한 얼마나 즐거운 일이던가? 니어링 부부는 '세상의 혼탁한 음식을 먹고 돌아온 다음 날에는 하루 종일 금식을 한다'고 했다. 소로우는 '가장 좋은 아침식사는 아침공기와 긴 산책'이라고 했다. 이 책의 저자 또한 여행 중에 과일을 위주로 먹으면서 몸을 정화시켰다고 했다.

　법정 스님이 그랬고, 소로우가 그랬고, 니어링 부부가 그랬고, 이 책의 저자 또한 그런 삶을 실천해내고 있다. 모두가 간소하게 살았고 무소유를 실천했다. 그리고 장담하건데 이들 모두 참 행복을 누렸다. 당연히 이 책의 저자 또한 참 행복을 누리고 있다. 이들 모두는 음식을 단순하게 먹어야만 행복해질 수 있다고 주장하고 있다. 자, 이제 당신은 어쩔 셈인가?

— **사이몬북스 대표**

● 참고자료 ●

참고 서적

어느 채식의사의 고백 | 존 맥두걸 | 사이몬북스

맥두걸 박사의 자연식물식 | 존 맥두걸 | 사이몬북스

다이어트 불변의 법칙 | 하비 다이아몬드 | 사이몬북스

나는 질병 없이 살기로 했다 | 하비 다이아몬드 | 사이몬북스

지방이 범인 | 콜드웰 에셀스틴 | 사이몬북스

요리를 멈추다 | 강하라. 심채윤 | 사이몬북스

빼지 말고 빠지게 하라 | 황성수 | 사이몬북스

무엇을 먹을 것인가 | 콜린 캠벨 | 열린 과학

당신이 병드는 이유 | 콜린 캠벨 | 열린 과학

120세 의사들의 건강 비결은 따로 있다 | 마이클 그레거 | 진성북스

고혈압, 약을 버리고 밥을 바꿔라 | 황성수 | 페가수스

육식, 건강을 망치고 세상을 망친다 | 존 로빈스 | 아름드리미디어

존 로빈스의 음식혁명 | 존 로빈스 | 아름드리미디어

헬렌 니어링의 소박한 밥상 | 헬렌 니어링 | 디자인하우스

동물과 인간이 공존해야 하는 합당한 이유들 | 피터 싱어 | 시대의 창

동물해방 | 피터 싱어 | 연암서가

아무튼 비건 | 김한민 | 위고

왜 우리는 개는 사랑하고 돼지는 먹고 소는 신을까? | 멜라니 조이 | 모멘토

스키니 비치 | 로리 프리드먼 | 밀리언하우스

채식의 유혹 | 김우열 | 퍼플카우

철학자의 식탁에서 고기가 사라진 이유 | 최훈 | 사월의 책

사랑할까, 먹을까 | 황윤 | 휴

채식 치유학 | 이광조 | 서리태

동물을 먹는다는 것에 대하여 | 조녀선 사프란 포어 | 민음사

과식의 종말 | 데이비드 A. 케슬러 | 문예출판사

죽음의 밥상 | 피터 싱어. 짐 메이슨 | 산책자

육식의 종말 | 제레미 리프킨 | 시공사

고기로 태어나서 | 한승태 | 시대의 창

월든 | 헨리 데이빗 소로 | 은행나무

사피엔스 | 유발 하라리 | 김영사

총균쇠 | 제레드 다이아몬드 | 문학사상사

아무것도 못 버리는 사람 | 캐런 킹스턴 | 도솔

Survival into the 21st Century | 빅토라스 쿨빈스카스

오래된 미래 | 헬레나 노르베리 호지 | 중앙북스

무탄트메시지 | 말로 모건 | 정신세계사

힐링코드 | 알렉산더 로이드 | 시공사

당신은 무엇을 먹고 사십니까 | 선재 | 불광출판사

희망의 밥상 | 제인 구달 | 사이언스북스

아이 몸에 독이 쌓이고 있다 | 임종한 | 예담

참고사이트

코넬대학교 뉴트리션 스터디 센터 (nutritionstudies.org)

뉴트리션팩츠 (nutritionfacts.org)

베지닥터 (vegedoctor.org)

황성수 힐링스쿨 (healingshool.kr)

베지닥터 이의철 (blog.naver.com/hhradio)

책임있는 의사회 (pcrm.org)

미국영양학회 (eatright.org)

캐나다영양학회 (dietitians.ca)

캐나다정부 식이가이드 (food-guide.canada.ca)

영국영양학회 (bda.uk.com)

호주영양학회 (daa.asn.au)

미국소아과학회 (acpeds.org)

캐나다소아과학회 (cps.ca)

한국채식영양연구소 (vresearch.net)

칼보다 포크 (forksoverknives.com)

WHAT THE HEALTH (whatthehealthfilm.com)

닥터 마이클 그레거 (drgreger.org)

존 맥두걸 건강의학 센터 (drmcdougall.com)

오니쉬의 라이프스타일 메디슨 (ornish.com)

에셀스틴 심장질환 예방&역전 프로그램 (dresselstyn.com)

브룩 골드너의 굿바이루푸스 (goodbtelupus.com)

피터 싱어 (petersinger.info)

어슬링 에드 (earthlinged.org)

바이트 사이즈 비건 (bitesizevegan.org)

LIVEKINDLY (livekindly.co)

PBN (plantbasednews.org)

VegNews (vegnews.com)

*대부분의 영양학 정보는 코넬대학교 뉴트리션 스터디 센터,
뉴트리션팩츠, 베지닥터에서 참고하였음을 밝힙니다.

참고 다큐멘터리

몸을 죽이는 자본의 밥상 What The Health

소에 관한 음모

우유에 대한 불편한 진실

푸드주식회사

목숨 걸고 편식하다

Fed Up

육식의 반란

비포 더 플러드

Meat the Truth

지구생명체

도미니언

플라스틱 지구

우리의 지구

잡식가족의 딜레마

익스플레인 세계를 해석하다 - 동물의 지능

더 게임 체인저스

참고 영상

뼈 건강을 위해 유제품을 끊고 이런 음식을 드세요 | 닐 버나드

당신이 먹는 음식이 장에 영향을 미치는 방법 | 쉴파 라벨라

왜 고기는 세계 최악의 음식인가? | 쿠게르작트

심리학자 멜라니 조이 박사가 말하는 우리가 몰랐던 육식의 이유 | 멜라니 조이

꼭 한 번은 들어봐야 할 강연 | 게리 유로프스키

매트릭스, 빨간 약을 먹어야 하는 101가지 이유

Animals Should Be Off The Menu | 필립 월렌

You Will Never Look at Your Life in the Same Way Again | Earthling Ed

This Speech Will Change Everything | 바이트 사이즈 비건

Meet Your Meat

DAIRY IS SCARY! | Erin Janus

계란 먹는 게 뭐 잘못됐나? 계란산업의 진실 | Erin Janus

What If The World Went Vegetarian? | AsapSCIENCE

참고 유튜브 채널

NutritionFacts.org

Physicians Committee

베지닥터

황성수 힐링스쿨

Mic the Vegan

Simnett Nutrition

Forks Over Knives

Center for Nutrition Studies

Happy Healthy Vegan

High Energy Parenting

LIVEKINDLY

PLANT BASED NEWS

Plant Based Science London

GreenFeed (채식한끼)

Dr. Garth Davis

Dr Venaas

GojiMan

Healthy Crazy Cool

Nimai Delgado

Brain Turner

Hench Herbivore

Rich Roll

Vegan Gains

Pick Up Limes

Cheap Lazy Vegan

Earthling Ed

Gary Yourofsky

Joey Carbstrong

The Vegan Activist

Se—Hyung—Cho